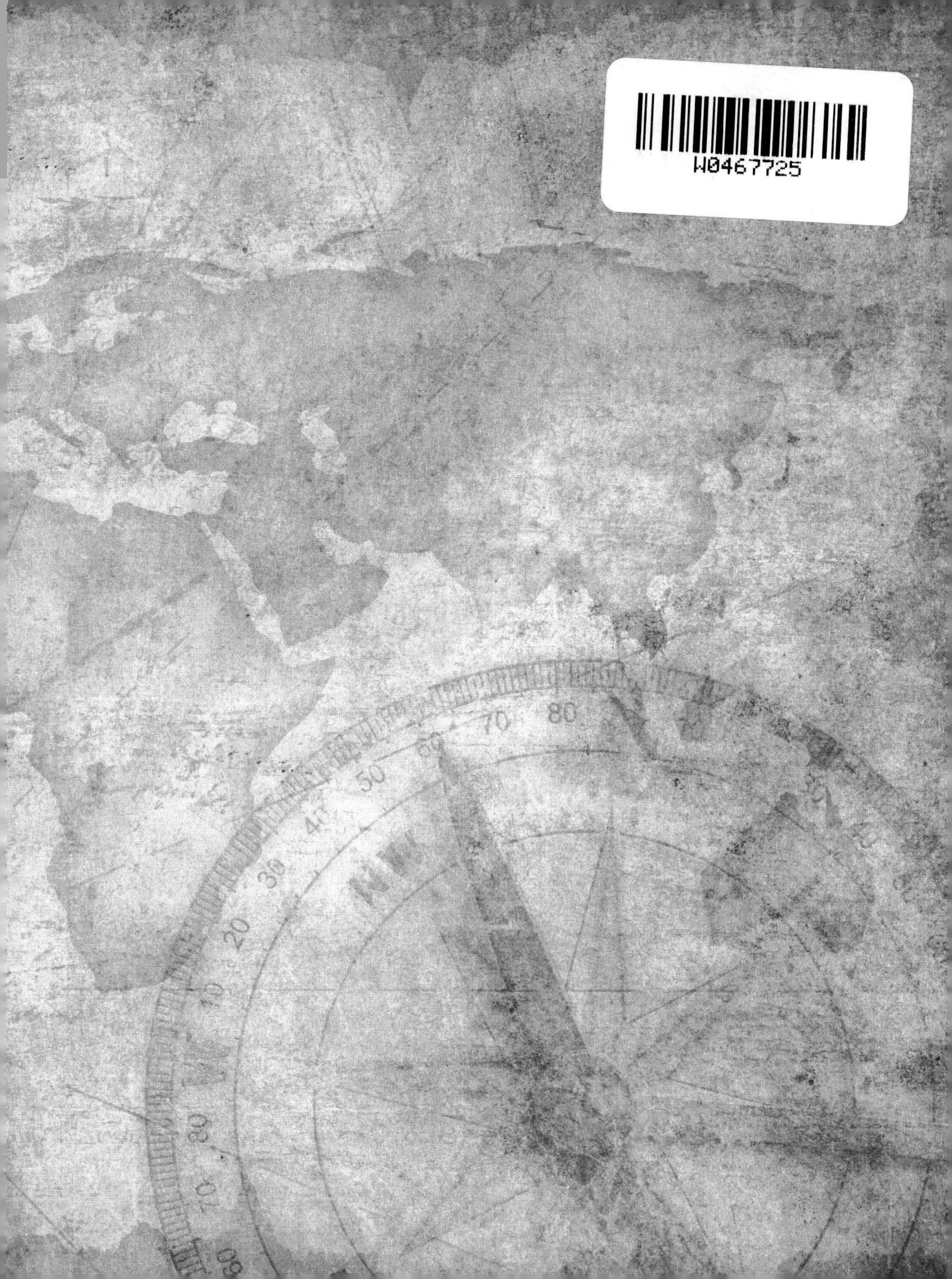
10
20
30
40
50
60
70
80

AUF KREUZFAHRT!

BUCH DER LOGIKRÄTSEL

IN 120 RÄTSELN UM DIE WELT

PHILIP KIEFER

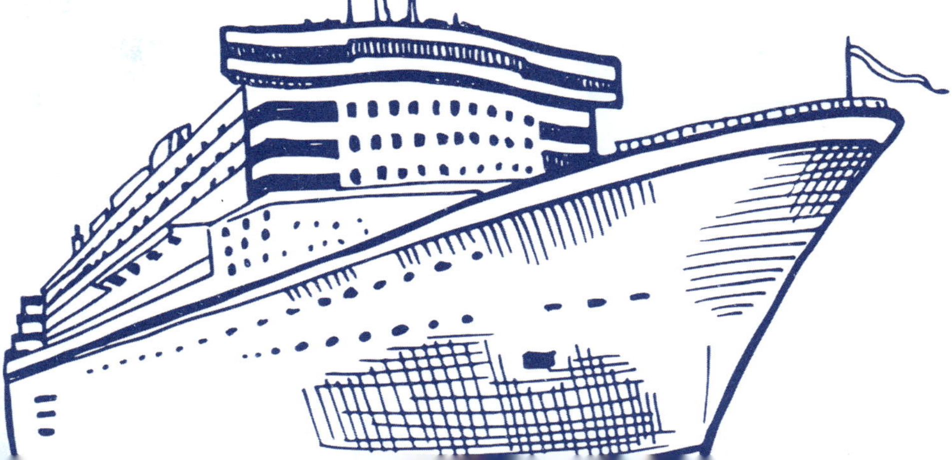

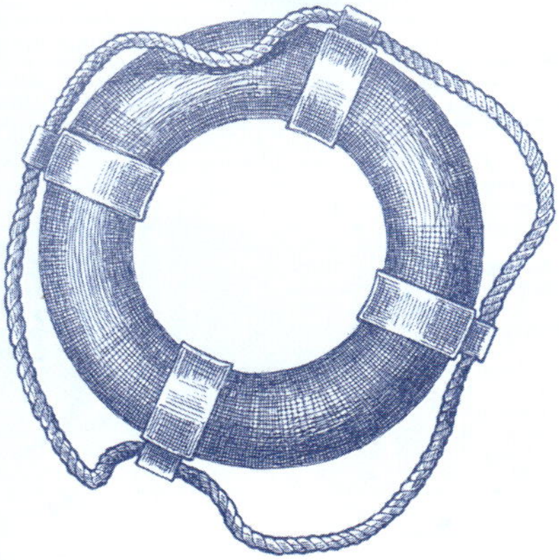
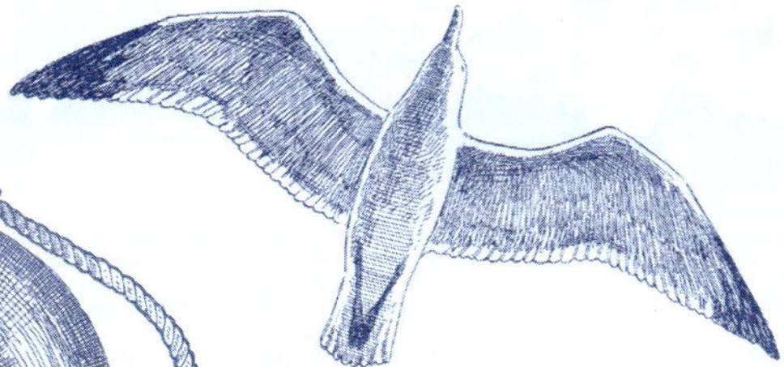
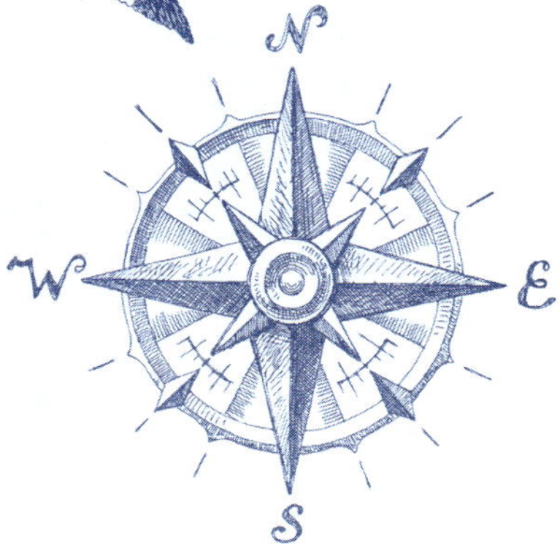
N
W
E
S

DIE RÄTSEL

KAPITEL 1

DIE ERSTE KREUZFAHRT ODER: »VERFLUCHTE KARIBIK!«

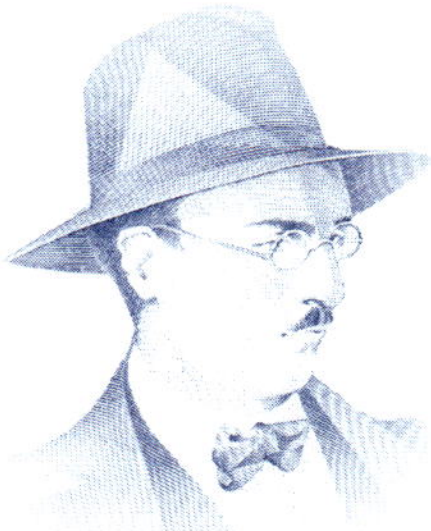

Mein Name ist Ferdinand, ich bin Ihr Kontaktmann. Ihre erste Kreuzfahrt führt Sie von Hamburg aus nach Florida, in die Karibik und nach Mittelamerika. Ich überreiche Ihnen nun einen Umschlag mit dem ersten Spezialauftrag von Herrn Q. Öffnen Sie den Umschlag bitte erst, wenn Sie in Ihrer Kabine sind.

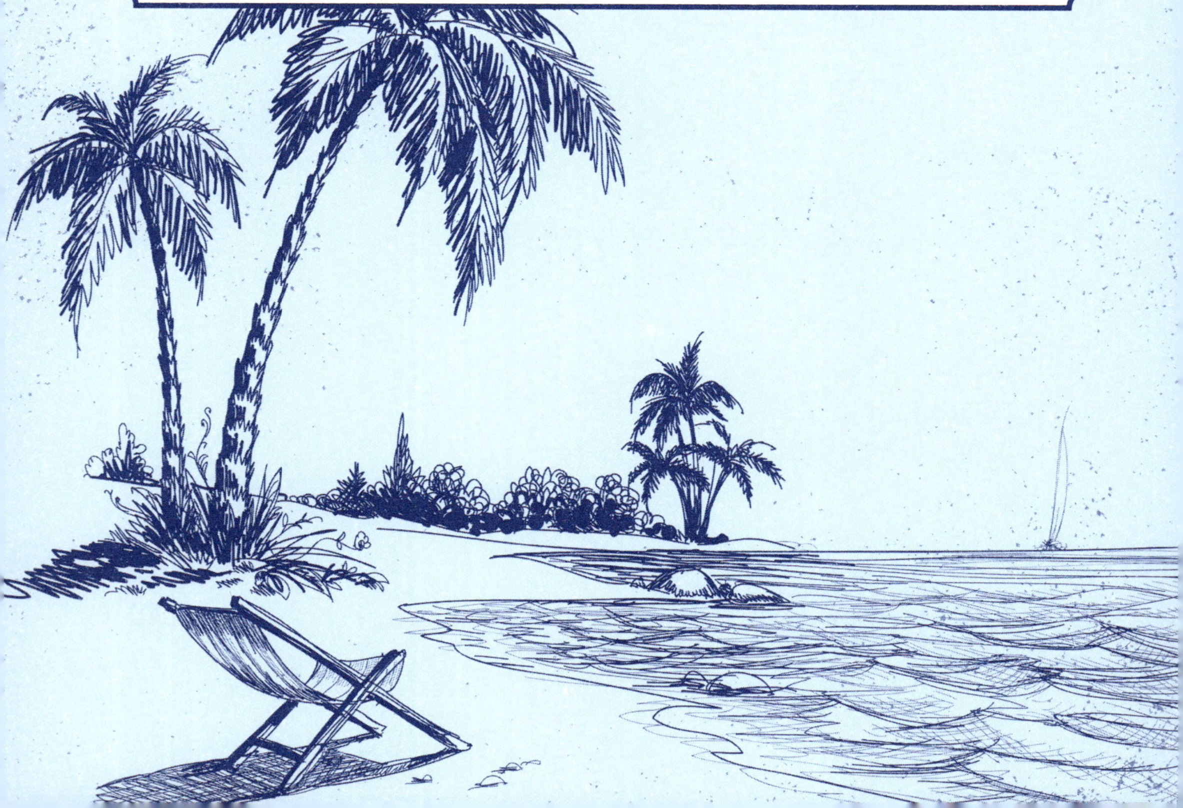

SIEBEN SCHIFFE AHOI!

Hier im Hafen tummeln sich ja einige Schiffe. Als Einstimmung hätte ich eine kleine Rätselaufgabe für Sie. Können Sie alle sieben Schiffe in das Raster einzeichnen? Die Zahlen an den Rändern geben an, wie viele Segmente sich in der entsprechenden Reihe oder Spalte befinden. Die Schiffe dürfen sich weder waagerecht, senkrecht noch diagonal berühren.

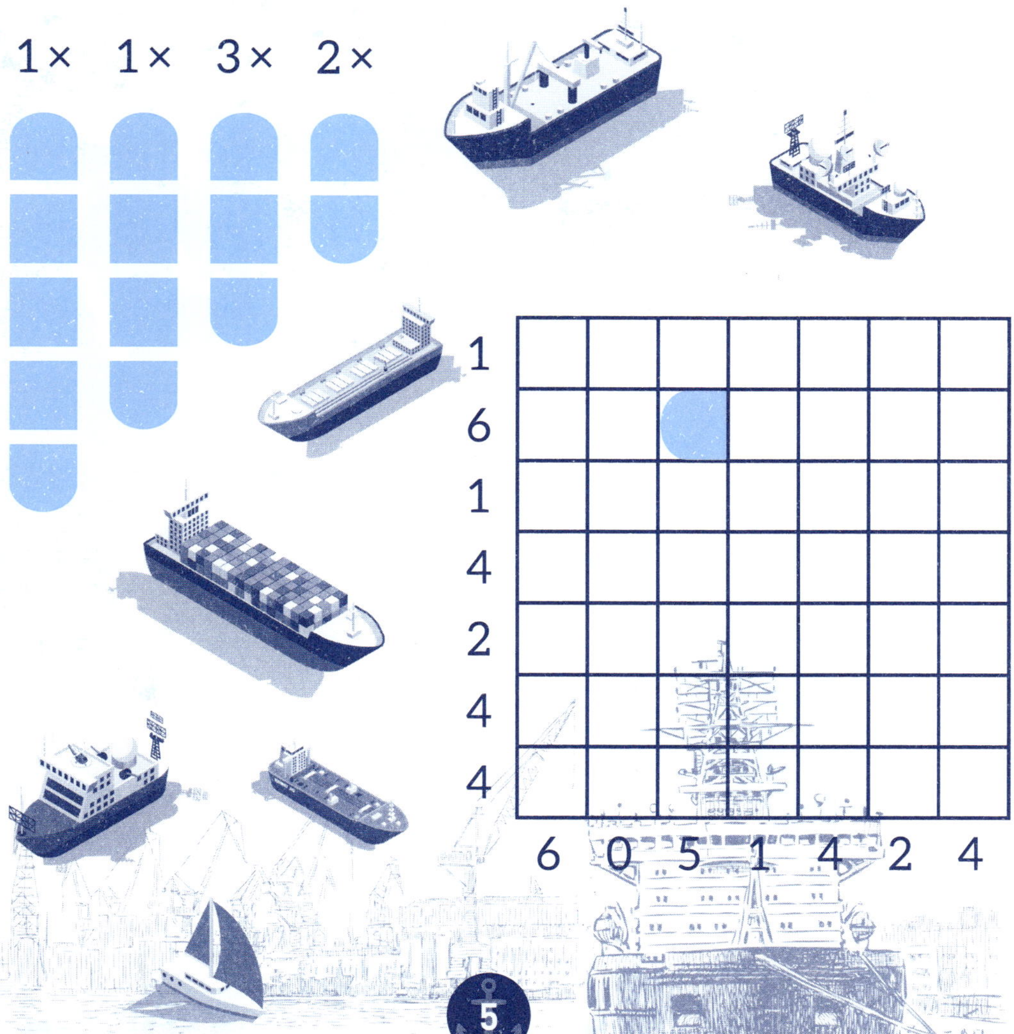

DIE NUMMER MIT DER KABINE

Willkommen an Bord der Costa DIVA! Bettina Fürst ist mein Name, ich bin die Chefhostess. Wenn Sie Fragen oder Wünsche haben, können Sie sich jederzeit an mich wenden. Doch nun führe ich Sie erst einmal zu Ihrer Kabine. Das ist … aha … eine Einzelkabine auf dem Oberdeck. Mit Seeblick. Na, da gönnen Sie sich ja wirklich etwas!

Auf der Costa DIVA wird viel geknobelt! Auch Ihre Kabinennummer möchten wir Ihnen in Form eines Rätsels mitteilen. Die Nummer setzt sich aus den beiden fett umrandeten Feldern zusammen. Füllen Sie die hellen Felder mit den Ziffern von 1 bis 9 so aus, dass die Zahlen in den dunklen Feldern die Summen der angrenzenden waagerechten oder senkrechten Felder bilden!

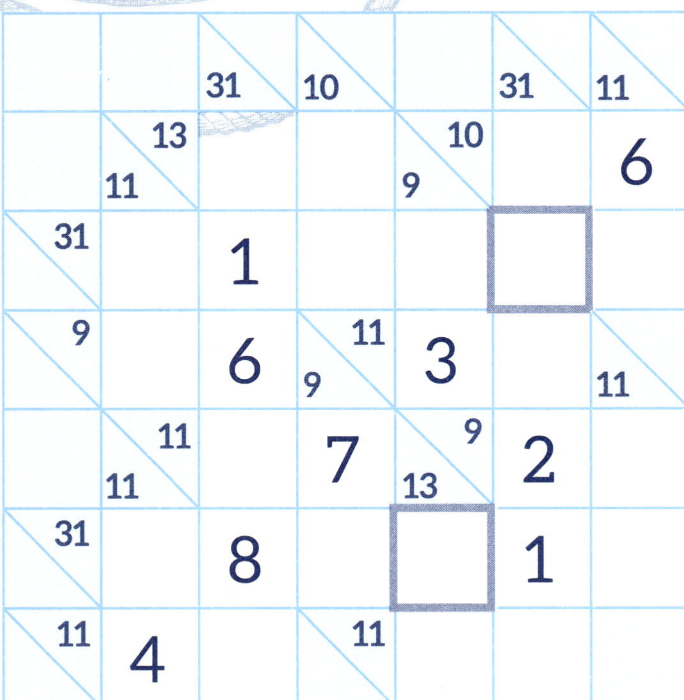

REISEZIELE

Während ich Sie zu Ihrer Kabine begleite, möchte ich Ihnen einige unserer Reiseziele vorstellen. Zunächst einmal werden wir von Hamburg aus gemächlich den Atlantik überqueren. Die erste Stadt, die wir in Übersee anlaufen werden, ist ... Ach, das können Sie auf diesem Plan nachverfolgen. Wir starten an einem bestimmten Punkt im Atlantik, der mit »CD« (= Costa DIVA) markiert ist. Ziehen Sie die Costa DIVA nun nacheinander in die genannten Himmelsrichtungen, zum Beispiel N (= Norden, also nach oben), NW (= Nordwesten, also nach links oben) oder SO (= Südosten, also nach rechts unten). Welche Stadt wird die Costa DIVA als Erstes anlaufen?

O—O—S—O—SO—O—NO—O—S—S—O—O—S—SW—W—W—W—NW—W—SW—S—SO—O—O—SO—O—NO—O—S—SO—SO—S—SW—W—NW—NW—W—W—SW—W—NW—NW—N—NW—SW—S—S—SW—S—O—O—S—SO

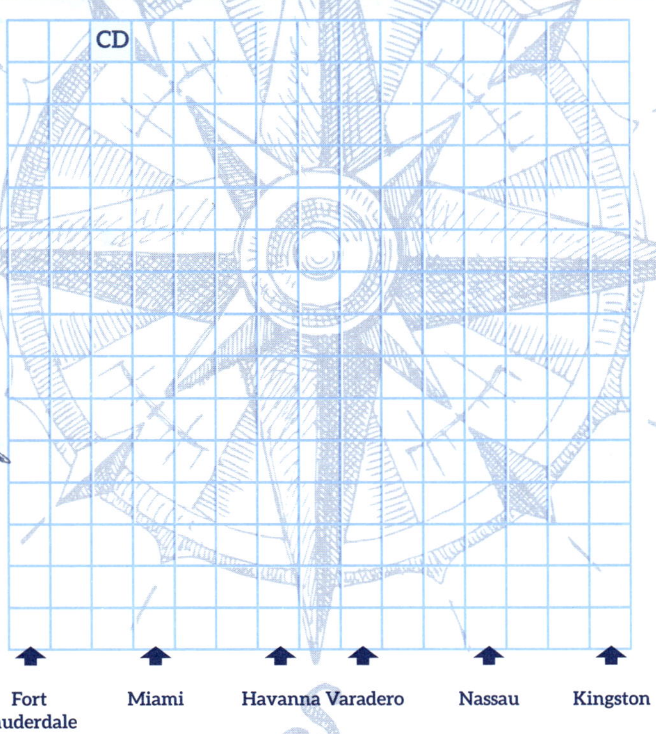

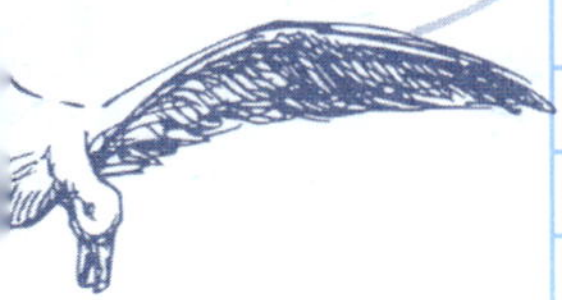

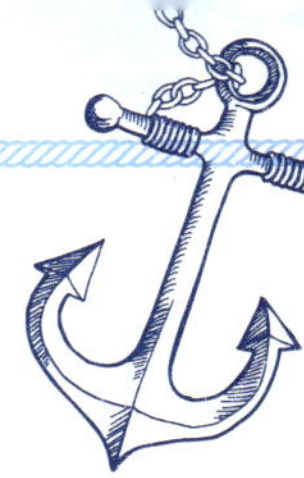

LEUTE, LEUTE!

Da sind wir, Nummer 99. Ihre Kabine! Mit dieser Chipkarte gelangen Sie hinein. Die Costa DIVA ist ja fast schon eine kleine Stadt, aber Sie werden sich auf den Gängen und Decks schnell zurechtfinden. Wie viele Passagiere an Bord sind? Nun, das habe ich notiert, Moment! Oh, jetzt sind meine Notizzettel zu Boden gefallen.

Auf dem untersten Zettel steht die Anzahl der Passagiere. Nun, wie viele Passagiere sind also an Bord der Costa DIVA?

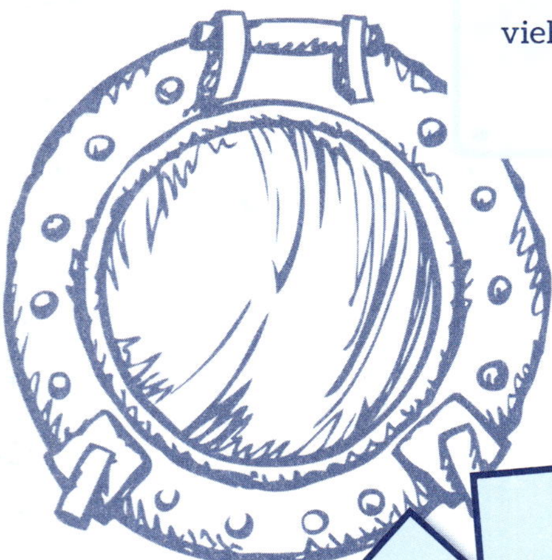

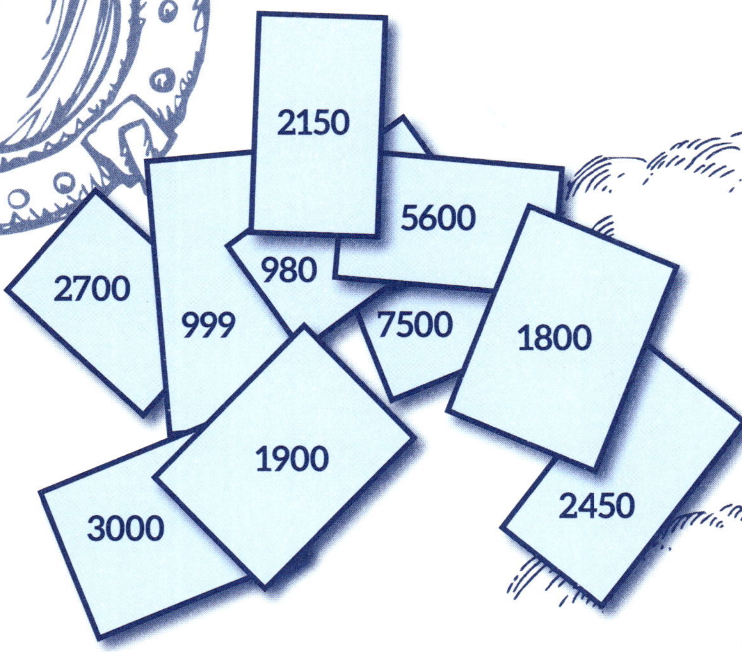

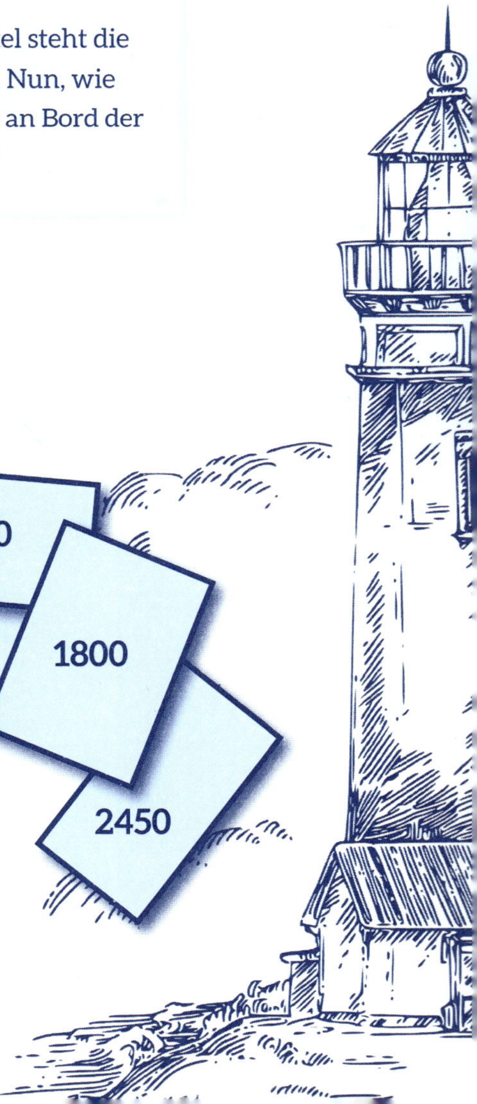

HERRN Q.'S SPEZIALAUFTRAG

Sie befinden sich nun in Ihrer Kabine. Achten Sie darauf, dass niemand sonst diesen Brief in die Hände oder zu Augen bekommt! Wie Ihnen bereits von meinem Mitarbeiter Ferdinand mitgeteilt wurde, sollen Sie auf dieser Kreuzfahrt einen Spezialauftrag ausführen. Dieser Auftrag lautet: Fassen Sie einen amerikanischen Juwelendieb, der sich an Bord der Costa DIVA befindet! Er reist ganz sicher unter falschem Namen. Trotzdem teile ich Ihnen seinen richtigen Namen in einem Geheimcode mit, den Sie sicherlich leicht entschlüsseln werden. Ein kleiner Tipp: Zur Verschlüsselung wurde das lateinische Alphabet mit einem anderen Buchstaben als dem A begonnen.

FMKXAD SDQQZ

Sie werden wieder von mir hören.

Q.

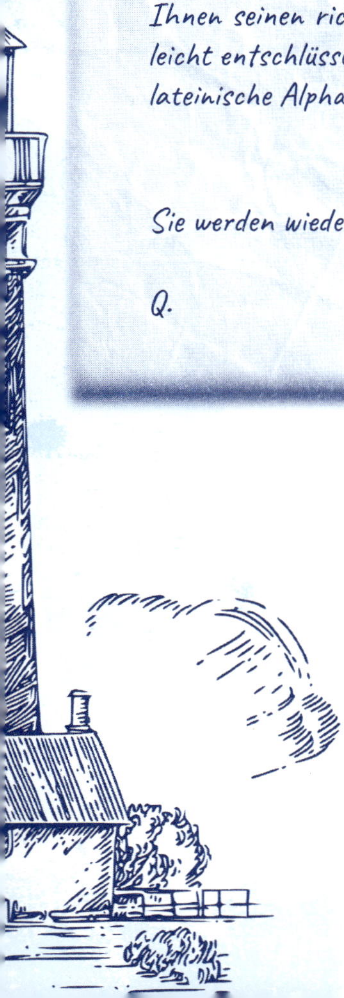

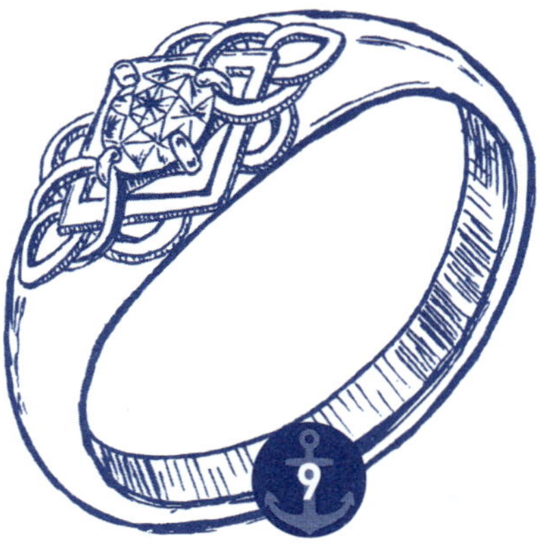

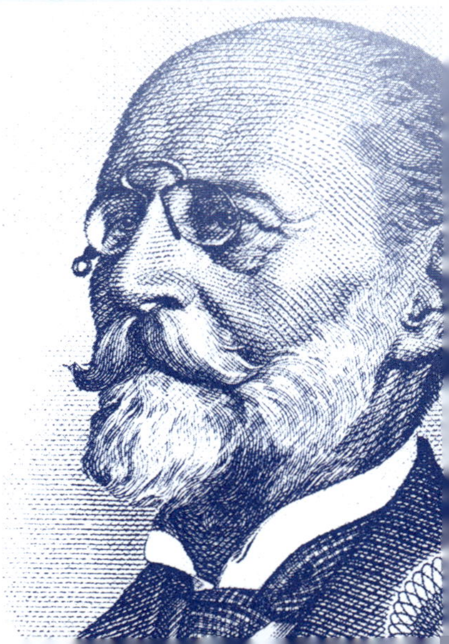

DER ERÖFFNUNGSABEND

Meine sehr verehrten Passagiere, hier spricht Ihr Kapitän Sascha Silberrauch! Meine Crew und ich wünschen Ihnen eine bezaubernde Kreuzfahrt. Erkunden Sie spannende Städte, genießen Sie die Palmenstrände der Karibik und lassen Sie sich an Bord rundum von uns verwöhnen!

Lassen Sie sich nicht den heutigen Eröffnungsabend an Bord entgehen! Ihnen werden die Songs eines bekannten Broadway-Musicals vorgetragen. Dessen englischsprachiger Name lautet:

AFAHETEMPOPHONTETHOR

Hier sind die Buchstaben durcheinandergeraten und es fehlen Leerstellen zwischen den Wörtern. Finden Sie dennoch heraus, welches Musical gemeint ist?

MUSTERHAFT

Aber selbstverständlich dürfen Sie sich zum Mittagessen zu mir an den Tisch setzen! Sie reisen auch allein? Mein Name ist Gertrude Paulson, ich bin Amerikanerin. Herrlich wie das Kreuzfahrtschiff über den Atlantik schippert, nicht wahr? Es ist meine erste Kreuzfahrt.

Wollen Sie mal sehen, was ich mir heute Vormittag in einem Bord-Shop gekauft habe? Acht moderne Armbänder. Allerdings habe ich inzwischen festgestellt, dass drei der Bänder das gleiche Muster aufweisen, auch wenn die Farben unterschiedlich sind.

Sicher sehen Sie auf Anhieb, welche drei Bänder ein identisches Muster haben – oder etwa nicht?

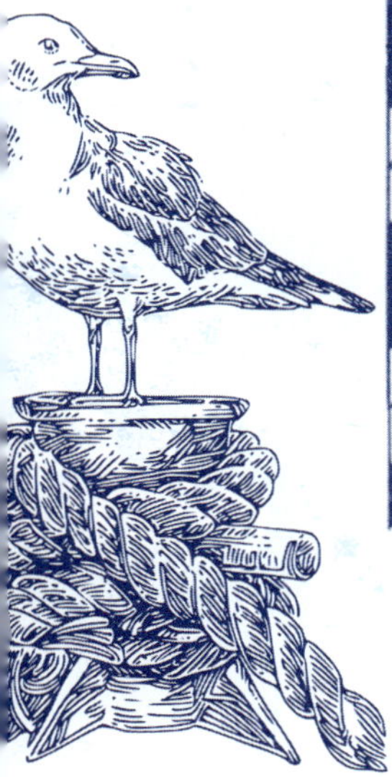

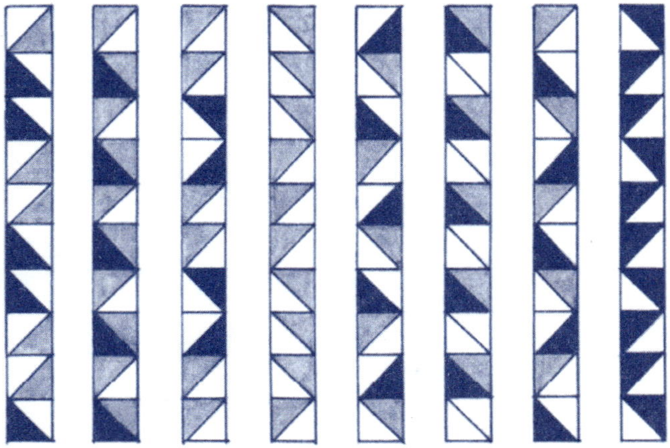

1 2 3 4 5 6 7 8

GUT GESPEIST

Sie haben eine Einzelkabine auf dem Oberdeck? Ich ebenfalls. Na, da begleite ich Sie doch!

Kennen Sie den Mann dort am Ausgang des Bord-Restaurants? Es ist der Chefkoch Ludvig Andersson. *»Ein großes Kompliment, Ludvig! Das Büfett war wie immer fantastisch.«*

»Oh, Miss Paulson, herzlichen Dank! Wir freuen uns immer, wenn es unseren Gästen schmeckt. Welche Speisen haben Sie denn heute genossen?«

»Nun, also, mal überlegen. Den Thunfischsalat hatte ich nach dem Sushi. Die Pommes frites hatte ich nach dem Thunfischsalat, aber vor dem Cordon bleu. Das Sushi hatte ich nach der Pasta.«

Wie lautet also die Reihenfolge der Speisen?

FLORIDA AUF DEM SCHIFF

Entschuldigen Sie! Darf ich mich Ihnen, da ich neben Ihnen am Pool liege, vorstellen? Ich bin John Miller. Als Privatier genieße ich es, die ganze Welt zu erkunden. Mein Vermögen habe ich mit Öl gemacht. Allerdings nicht mit Erdöl, sondern mit Erdnussöl.

Möchten Sie mir, während wir in die strahlende Sonne blinzeln, beim Lösen eines Rätsels behilflich sein? Bald werden wir Florida anlaufen, den »Sunshine State« der USA. Finden Sie den Namen FLORIDA auf diesem Buchstabenschiff? Die Buchstaben dürfen in alle Richtungen gelesen werden, sollen aber am Stück den Namen FLORIDA ergeben.

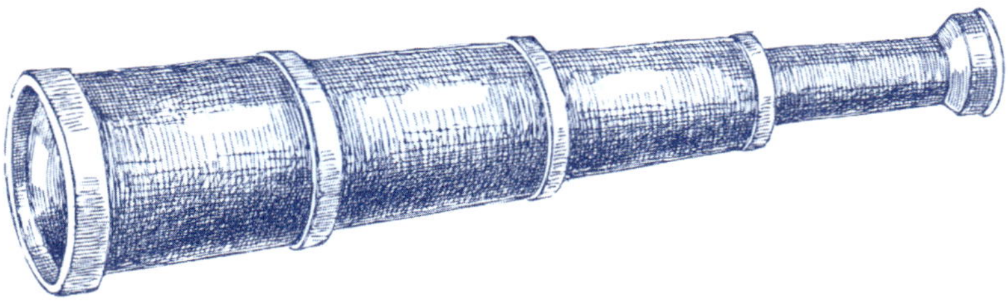

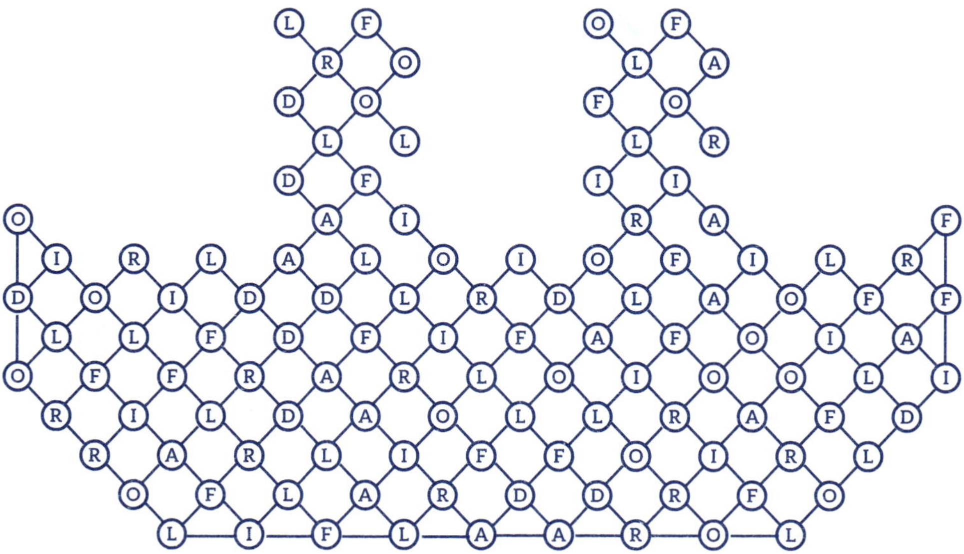

RECHENTALENT

»Liebe Passagiere, hier spricht Ihr Kapitän Sascha Silberrauch. Ich hoffe, Sie konnten die Atlantiküberquerung auf der Costa DIVA genießen. Morgen erreichen wir Miami. Anmeldungen für den Landausflug richten Sie bitte wie immer an unsere Chefhostess Bettina Fürst!«

Ah, Miami, da habe ich ebenfalls Kunden, die mir mein Erdnussöl abnehmen. Aber die werde ich sicher nicht aufsuchen.

Sind Sie auch so ein Rechentalent wie ich? Dann sagen Sie mir: Wie können Sie die folgende Gleichung korrigieren, indem Sie eine einzige Ziffer an eine andere Stelle bewegen?

$$200 - 102 = 100$$

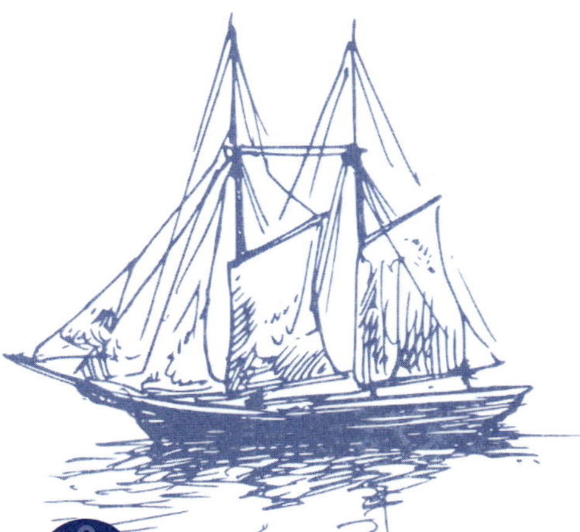

MIAMI

»Sonne, Strand und Meer – heute kommen alle Sonnenhungrigen auf ihre Kosten. Genießen Sie den Landausflug in Miami. Für weitere Fragen stehe ich Ihnen jederzeit zur Verfügung.«

»Ja, Frau Fürst, ich hätte da eine Frage. Können Sie gute Shops empfehlen?«

»Natürlich, Miss Paulson. Kommen Sie nachher mit mir mit, dann werde ich Ihnen einige gute Adressen zeigen.«

Yes, Shopping! Möchten sie mich begleiten? Ach nein, Sie wollen lieber am coolen Strand relaxen. Dann bis später!

Die Richtung zum Strand? Der letzte Pfeil weist darauf. Oh, der fehlt ja! Dann denken Sie logisch und zeichnen Sie ihn selbst ein!

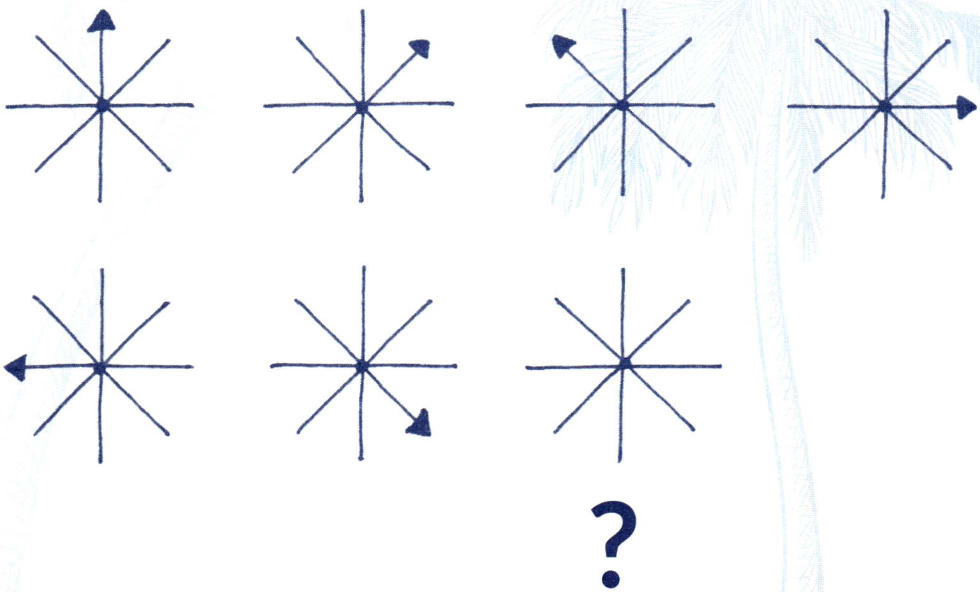

GEKAUFT

Hier, bitteschön, das macht 10 Dollar. Ich wünsche Ihnen noch einen tollen Tag am Strand von Miami!

Moment mal, was haben Sie sich denn da eigentlich gerade gekauft? Setzen Sie die vier Teile zusammen, um es zu erfahren! Übrigens: Es ist keine Sonnenbrille.

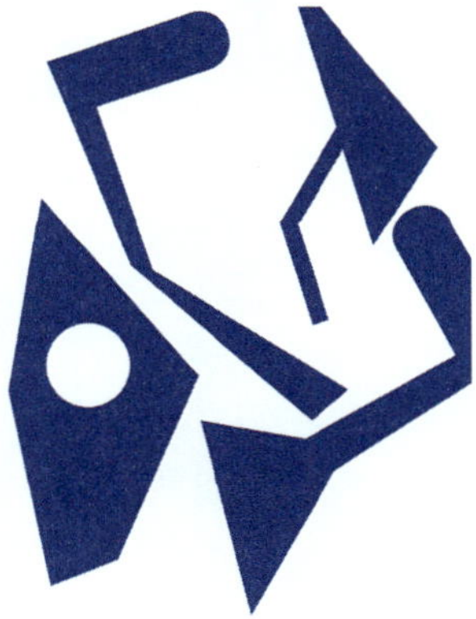

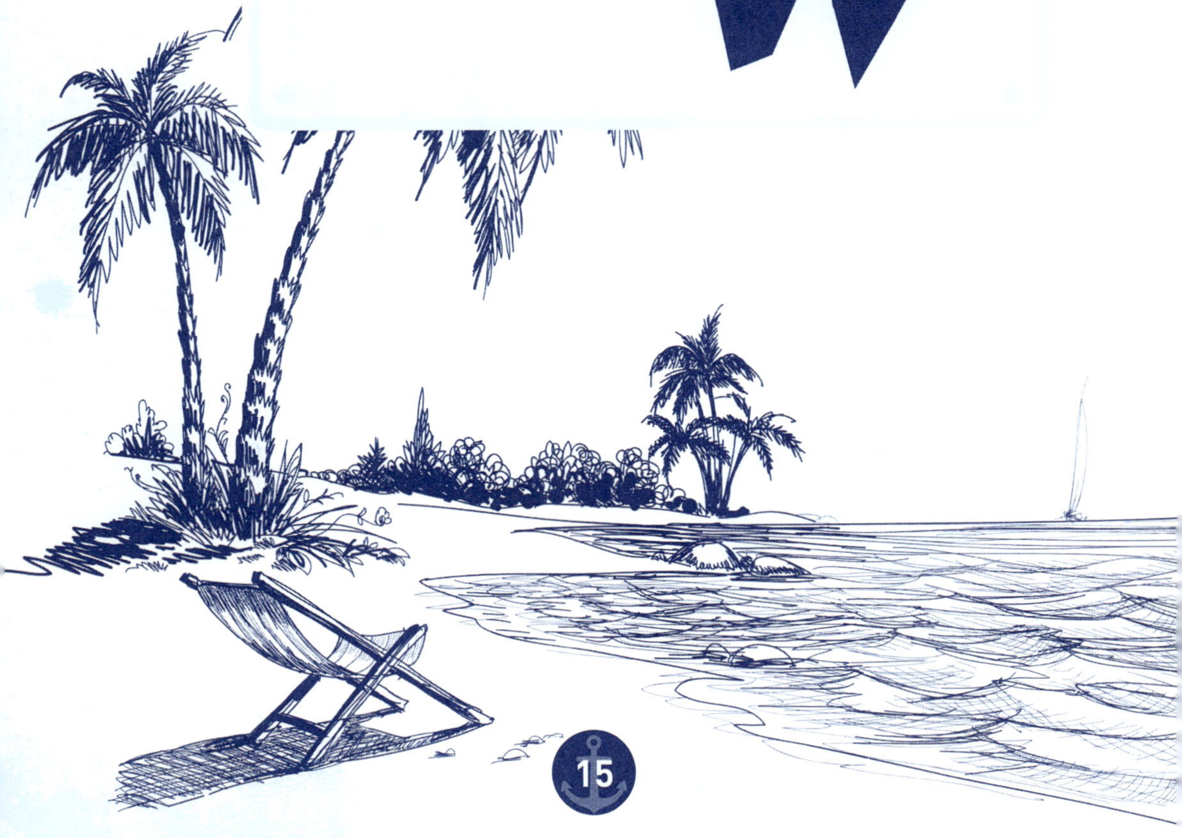

FORT LAUDERDALE

»Sehr verehrte Damen und Herren, Fort Lauderdale wird auch das Venedig Amerikas genannt.«

»Frau Fürst, woher kommt denn dieser Spitzname?«

»Nun, Miss Paulson, genießen Sie einfach die maritime Atmosphäre und die wunderschönen Wasserstraßen der Stadt, dann werden Sie es verstehen.«

Wasserstraßen wie in Venedig also. Eine durchgängige Wasserstraße soll auch in dieses Rechteck um die dunkelblauen Häuser herum eingezeichnet werden. Dabei soll jedes helle Feld genau einmal durchquert werden. Die Wasserstraße kann dabei waagerecht und senkrecht verlaufen.

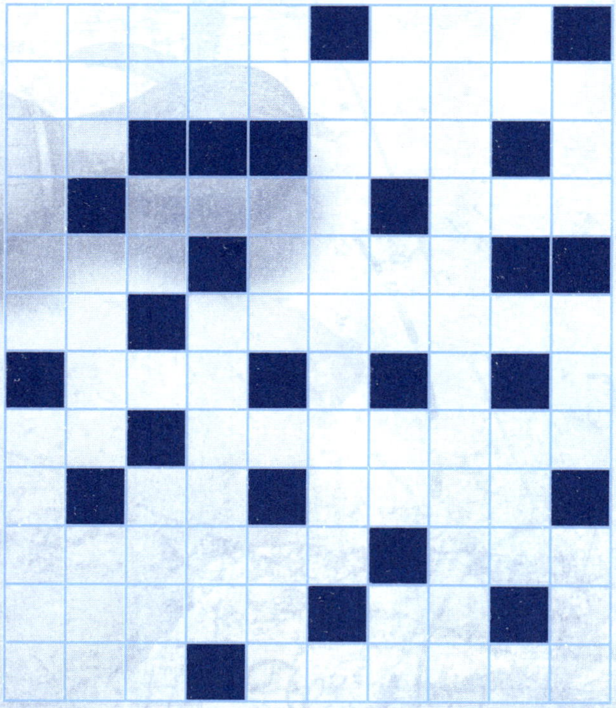

WIE HEISST DER SONG?

Das war ein interessanter Landausflug, finden Sie nicht? Aber nun ist es gut, wieder auf See zu sein, nur die Weite des Atlantiks um uns herum zu haben. Mein Name ist übrigens James First, ich bin Musiker. Mit einem englischsprachigen Song habe ich es sogar mal auf Platz 79 der Charts gebracht. Aber zugegeben, das ist lange her. Ja, ich bin Amerikaner, aber ich habe lange Zeit in der italienischen Stadt Triest gelebt. Vielleicht kennen Sie meinen Song?

Ordnen Sie die Buchstaben vom kleinsten zum größten, um den Namen des Songs zu erraten!

S E I C A

T A I

R D A

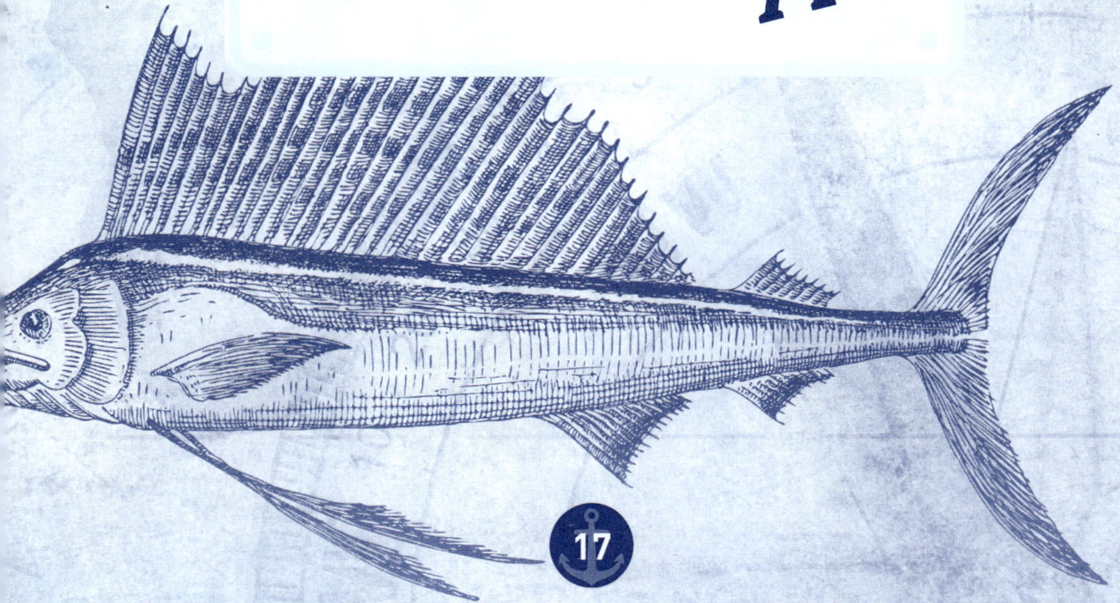

NASSAU

Toll, dieser Strand in Nassau, der Hauptstadt der Bahamas! Karibikfeeling pur mit Palmen ringsum und einem stets türkisfarbenen Meer. Auch darüber sollte ich einen Song schreiben. Ach, haben Sie übrigens schon gehört? Gestern, als wir noch auf See waren, wurden aus der Kabine irgendeiner Baronin wertvolle Juwelen gestohlen.

Wie viele Juwelen gestohlen wurden? Nun, das erfahren Sie, wenn Sie dieses Rätsel lösen. Jedes Symbol entspricht einer Ziffer von 1 bis 5. Der fett umrandete Bereich zeigt Ihnen die Anzahl der gestohlenen Juwelen.

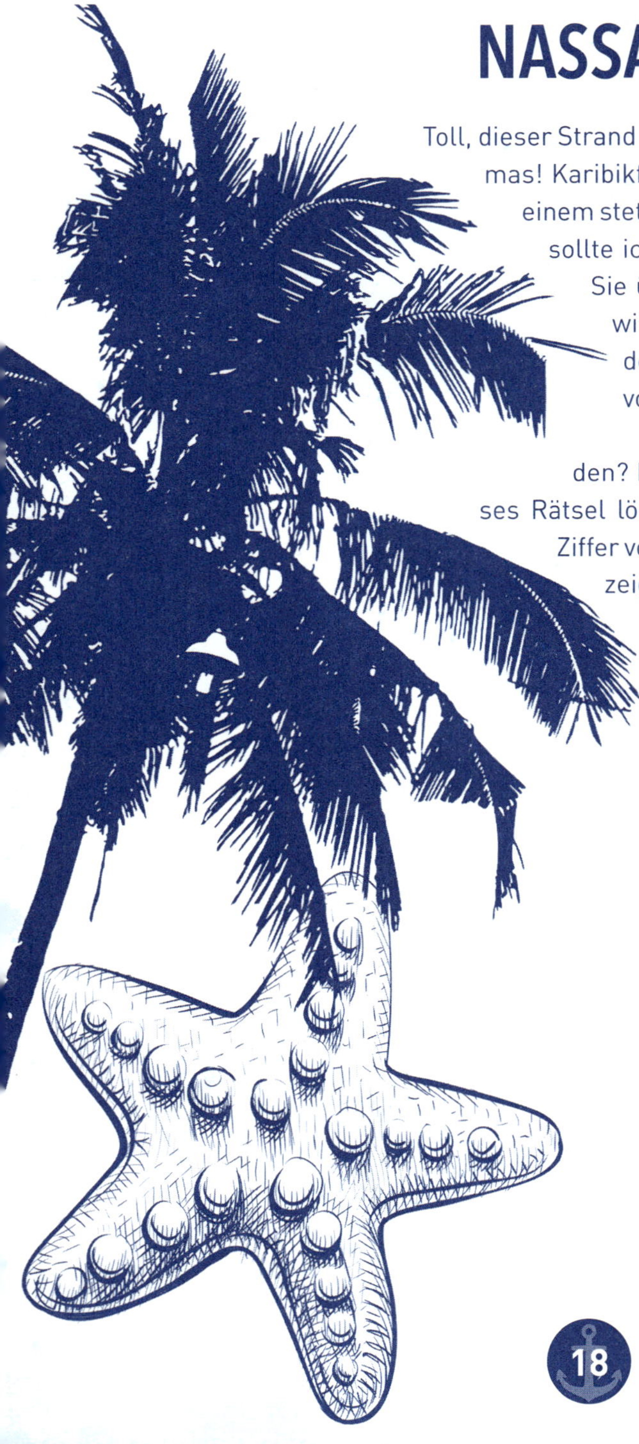

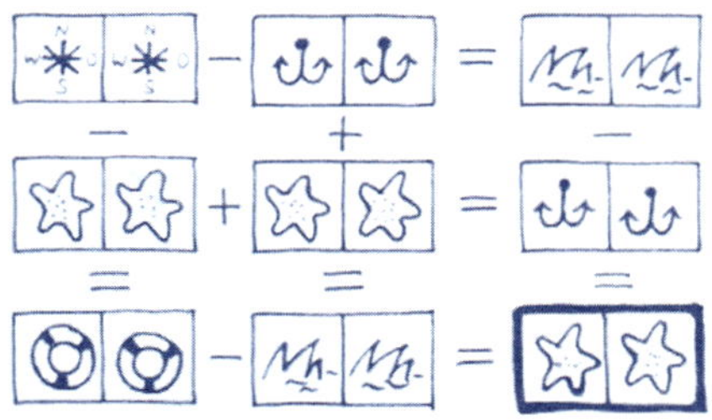

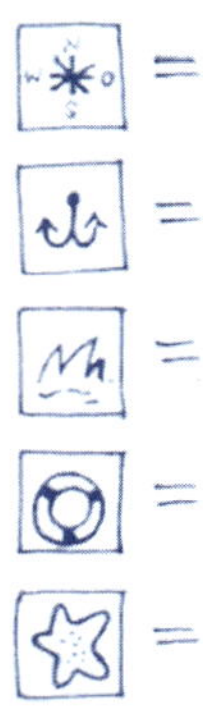

EIN SCHIFF WIRD KOMMEN

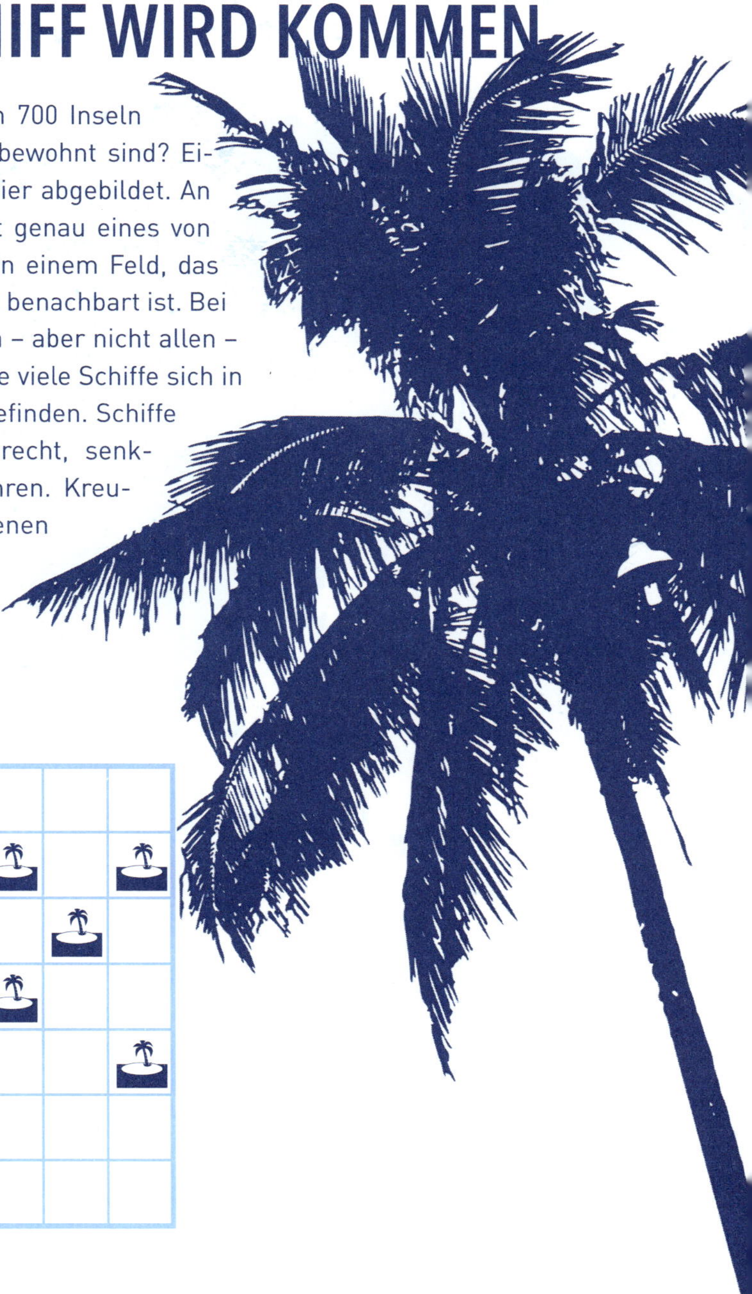

Wussten Sie, dass von den 700 Inseln der Bahamas lediglich 30 bewohnt sind? Einige Bahama-Inseln sind hier abgebildet. An jeder dieser elf Inseln legt genau eines von elf Schiffen an, und zwar in einem Feld, das waagerecht oder senkrecht benachbart ist. Bei einigen Reihen und Spalten – aber nicht allen – ist am Rand angegeben, wie viele Schiffe sich in dieser Reihe oder Spalte befinden. Schiffe dürfen sich weder waagerecht, senkrecht noch diagonal berühren. Kreuzen Sie die Felder an, in denen sich die Schiffe befinden!

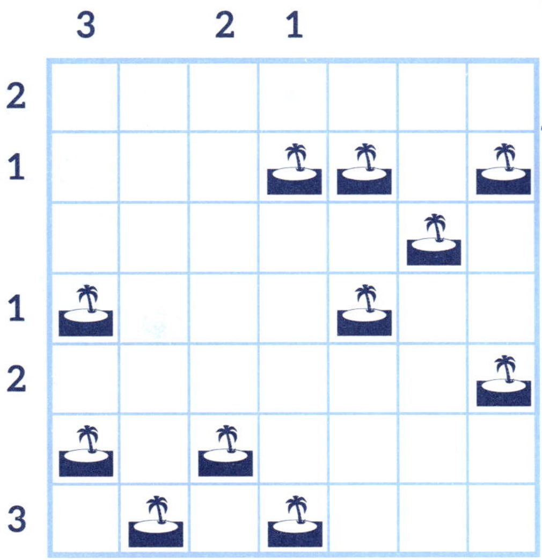

LATINO-RHYTHMEN

»Auf dieser Kreuzfahrt können Sie was erleben! Ich bin Ihr Chefsteward Igor Korsakoff und führe Sie durch einen reizvollen Unterhaltungsabend. Haben Sie unsere Aufenthalte in Miami und auf den Bahamas genossen? Unvergessliche Erlebnisse erwarten Sie auch in Kuba, das wir übermorgen anlaufen werden. Und nun, I proudly present, die 5-Star Cubana Crew!«

Wow, Salsa, heiße Latino-Rhythmen! Tanzen Sie auch? Ich bin leidenschaftlicher Salsa-Tänzer. Ich bin Bruno Galliano aus New York City. Nein, nein, ich bin kein Italiener, habe aber italienische Vorfahren.

Wissen Sie, tanzen ist ganz einfach, wenn Sie die Logik dahinter verstehen. Warten Sie, ich zeige Ihnen mal einige Tanzschritte: zwei Schritte nach vorn, einen nach rechts, zwei Schritte nach hinten, einen nach links, zwei Schritte nach vorn, einen nach rechts, zwei Schritte nach hinten ... Wie wird die Reihe logisch fortgesetzt?

↑↑→↓↓←↑↑→↓↓?

RINGE IN HAVANNA

»Willkommen auf unserer tollen Rundfahrt durch die kubanische Hauptstadt Havanna. Als ihre Chefhostess übernehme ich die Reiseleitung. Wenden Sie sich mit all ihren Fragen gern an mich!«

»Ja, Frau Fürst, also ich wollte fragen: Kann man denn hier shoppen?«

»Kuba ist ein eher armes Land, Miss Paulson. Aber wir werden einen heimischen Markt besuchen, auf dem Sie sicherlich etwas Schönes finden werden.«

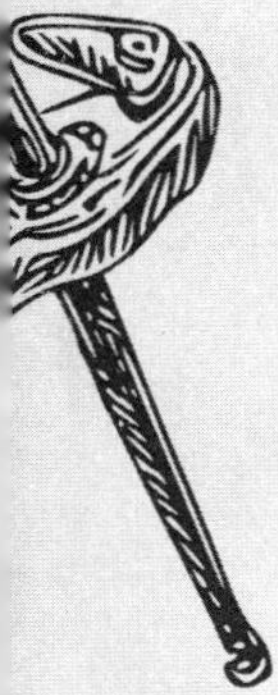

Da ist ja ein Stand mit Schmuckringen! Hui, sind das viele! Gelingt es Ihnen, alle Ringe zu zählen?

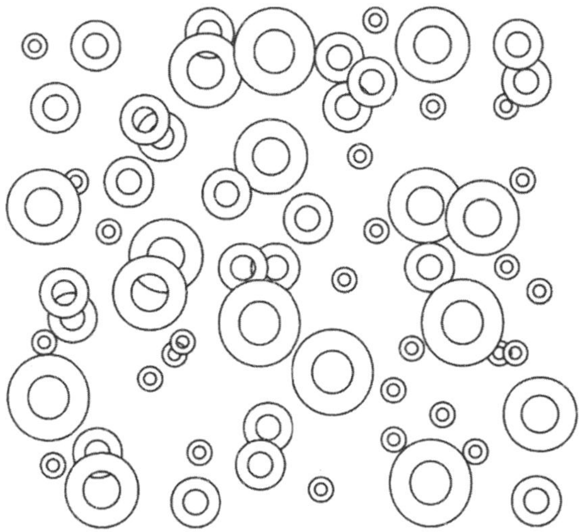

PESOS UND ZIGARREN

Haben Sie vielleicht gerade Ihre Pesos zur Hand? Ich möchte dieser alten Kubanerin mit der Zigarre ein paar ihrer Mandarinen abkaufen.

Wie viele Pesos ich der Kubanerin mit der Cohiba geben möchte? Markieren Sie alle Zahlen mit einer ungeraden Quersumme, um es herauszufinden!

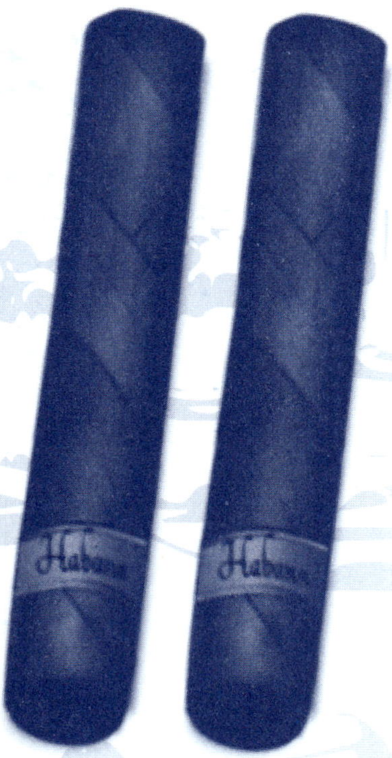

33	51	17	22	77	48	35
62	31	81	32	25	57	26
91	56	39	84	60	61	82
88	47	64	93	46	74	73
28	95	28	22	15	12	66
75	13	6	31	23	53	20
80	97	75	36	79	86	19
37	24	45	4	11	44	8
2	58	65	72	83	98	13
40	55	59	42	71	99	68

CENTRO

Wow, wow, wow! Die Fassaden Havannas sind in wunderschönen Farben gestrichen. So was haben wir in New York City nicht.

Wir befinden uns im Zentrum Havannas. Füllen Sie die leeren Felder so aus, dass sich die Buchstaben des Wortes CENTRO in jeder Reihe, in jeder Spalte und in jedem der aus sechs Feldern bestehenden Bereiche wiederfinden!

		N		R	
			T	O	
R	N	T			
					T
C	T				
N	E				R

ZIGARREN-GLEICHUNG

Willkommen zurück an Bord! Ihnen hat es in Havanna gefallen? Die Fassaden, die amerikanischen Oldtimer, die kubanische Musik, die allerorten ertönt? Sehr schön! Als Chefhostess freue ich mich, das zu hören.

Kubanische Zigarren werden übrigens auch an Bord verkauft, falls Sie ein Mitbringsel für daheim kaufen wollen. Apropos Zigarren: Könnten Sie mir dabei helfen, diese Zigarren-Gleichung zu korrigieren, die ja offensichtlich falsch ist. Dabei soll lediglich eine einzige Zigarre umgelegt werden. Aktivieren Sie Ihr mathematisches Gedächtnis!

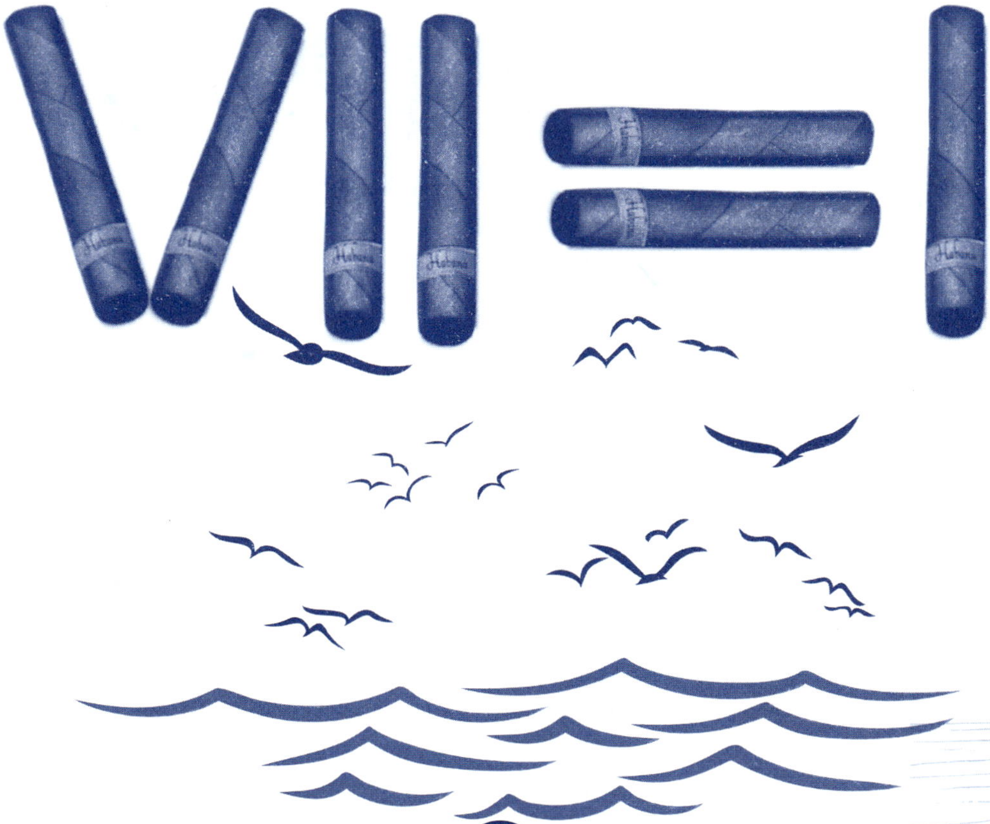

STRANDTAG

Oh, Sie sind's! Genießen Sie auch einen Strandtag in Varadero? Kuba hat so tolle Strände zu bieten. Gerade schreibe ich an einem neuen Song, einen neuen James First sozusagen. Nein, nein, Sie stören gar nicht!

Ganz schön viel los am Strand! Aber zum Glück hat jede Gruppe am Strand ihren eigenen Bereich. Hier ist eine Planskizze für den Strand vorgezeichnet. Jede Zahl gibt an, wie viele Felder der jeweilige Bereich enthält. Zeichnen Sie doch bitte noch die dazu passenden rechteckigen Flächen ein.

			16						8		
							16				
								10			12
								6			
										8	
5						5			6		
		8			12						
			5					3			

DAS MEDIKAMENT

Ich bin Dr. Joachim Bär, der Schiffsarzt. Sie haben sich in Kuba etwas eingefangen? Dagegen sollte dieses Medikament rasch helfen. Nehmen Sie einfach fünfmal im Abstand von 30 Minuten eine Tablette, dann werden Sie sich wieder wohlfühlen.

Wie lange also dauert die Behandlung mit den Tabletten insgesamt?

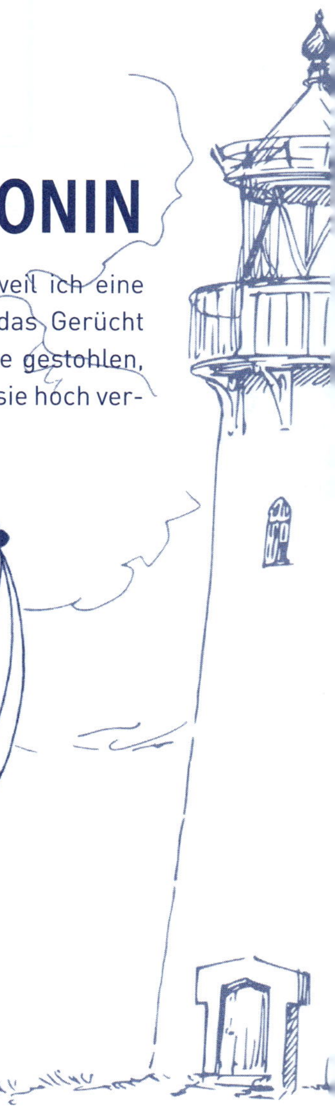

DAS COLLIER DER BARONIN

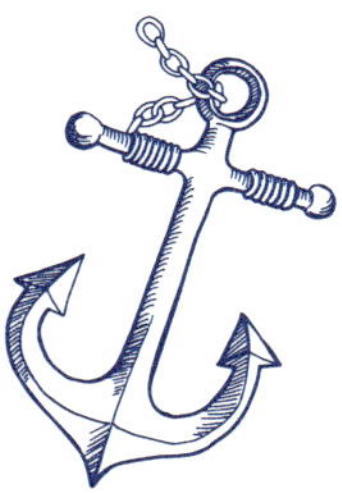

Natürlich dürfen Sie sich zu mir gesellen. Bloß weil ich eine deutsche Baronin bin, beiße ich doch nicht. Ja, das Gerücht stimmt, mir wurden meine Juwelen aus der Kabine gestohlen, und es fehlt von ihnen jede Spur. Wenigstens waren sie hoch versichert.

Am wertvollsten war mein Collier. Füllen Sie doch mal die richtigen Ziffern in die leeren Felder, um seinen Wert in Euro herauszufinden!

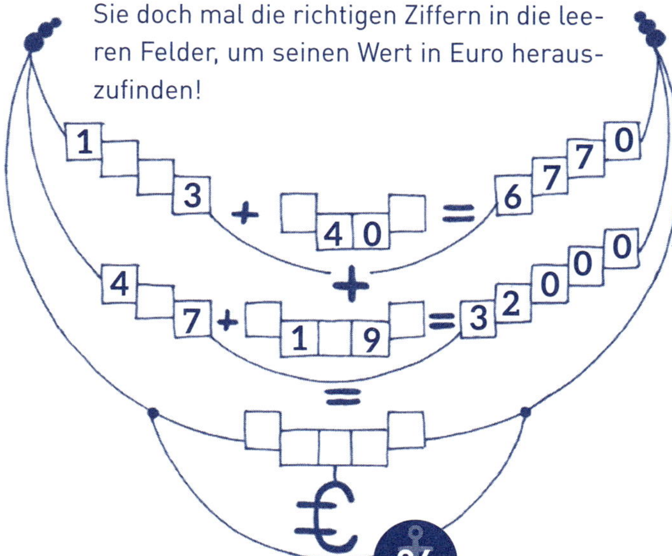

IM HAFEN VON KINGSTON

Hey, hallo! Erinnern Sie sich noch an mich? Ich bin John Miller, der Kerl mit dem Erdnussöl. Ich fühlte mich die letzten Tage etwas kränklich, deshalb habe ich mich vor allem in meiner Kabine aufgehalten. Habe mir wohl in Kuba was eingefangen. Was, Sie auch? Okay, das nächste Mal werde ich es dann auch mit dem Wunder-Medikament von Dr. Bär versuchen.

Das nun also ist der Hafen von Kingston, der Hauptstadt von Jamaika. Beeindruckend, nicht wahr? Zeichnen Sie die Schiffe, die im Hafen liegen, in dieses Raster ein. Jedes Segment eines Schiffes belegt genau ein Feld des Rasters. Die Zahlen an den Rändern geben Auskunft darüber, wie viele Segmente sich in jeder Reihe und in jeder Spalte befinden. Die Schiffe dürfen sich weder waagerecht, senkrecht noch diagonal berühren.

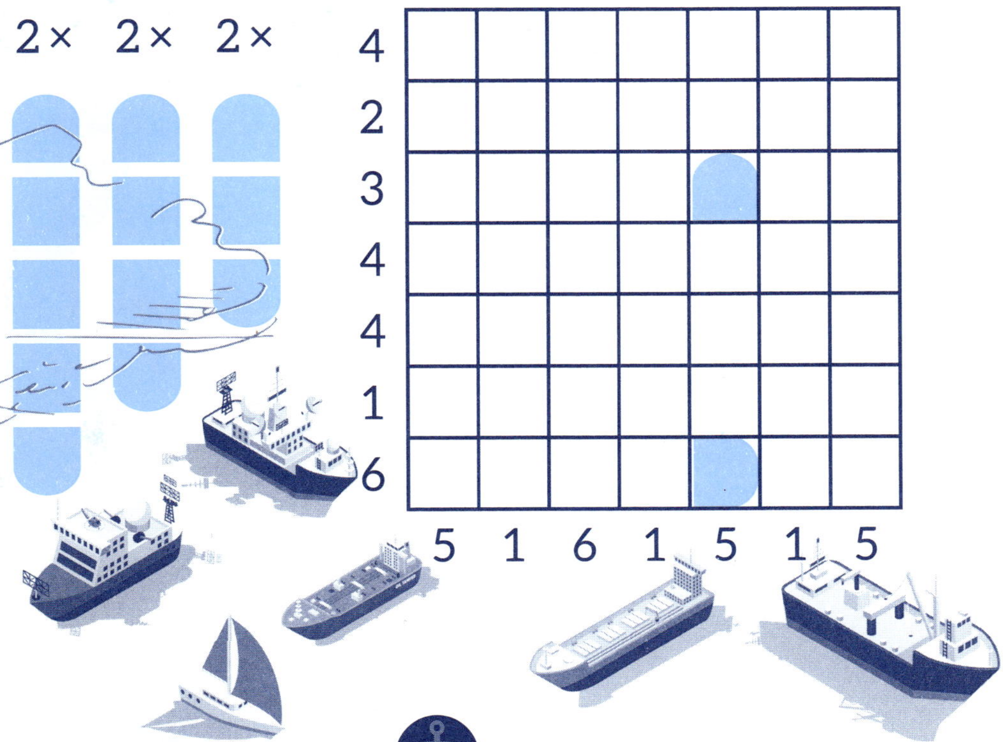

REGGAE

Mir persönlich geht diese Reggae-Musik ja auf die Nerven. Aber sie gehört doch zu Jamaika wie die Sonne, das Meer und die Palmen. Kennen Sie die Musik von Bob Marley? Einer seiner berühmten Songs ist dieser hier – allerdings sind die Buchstaben durcheinandergeraten.

Wie heißt der Song?
FALBUFO ELDORIS

FAST ALLES EASY

Hey, was geht ab? Bist du auch so easy wie ich? Sag mir, kannst du was zum Rauchen brauchen? Keine Sorge, einen Joint zu rauchen, ist auf Jamaika legal. Ach, kein Interesse? Easy, easy!

Weniger easy ist dieses Rätsel. Finde heraus, welches Hanfblatt sich von den anderen sieben Blättern unterscheidet!

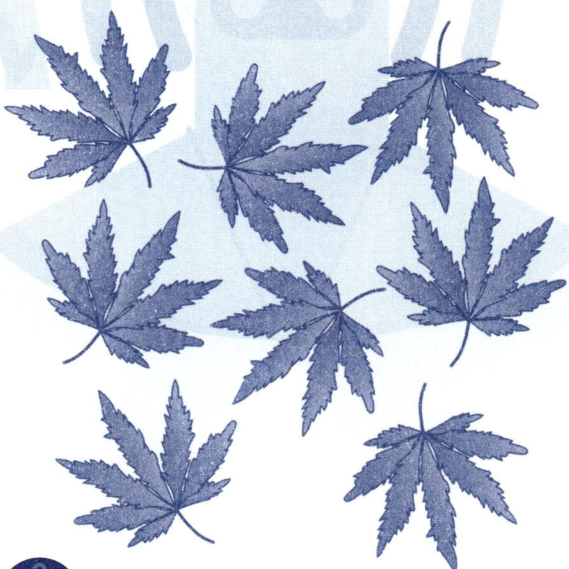

FRÜHSTÜCK IN DER KABINE

Hallihallo! Haben Sie gut geschlafen? Wie bestellt, bringe ich Ihnen heute Ihr Frühstück in Ihre Kabine. Ich bin Olaf, das »Mädchen für alles« hier an Bord.

Huch, auf dem Frühstückstablett befindet sich Material für sechs Frühstücke. Wären Sie mir bitte behilflich, das Tablett so einzuteilen, dass sechs zusammenhängende Bereiche jeweils die gleichen Sachen enthalten?

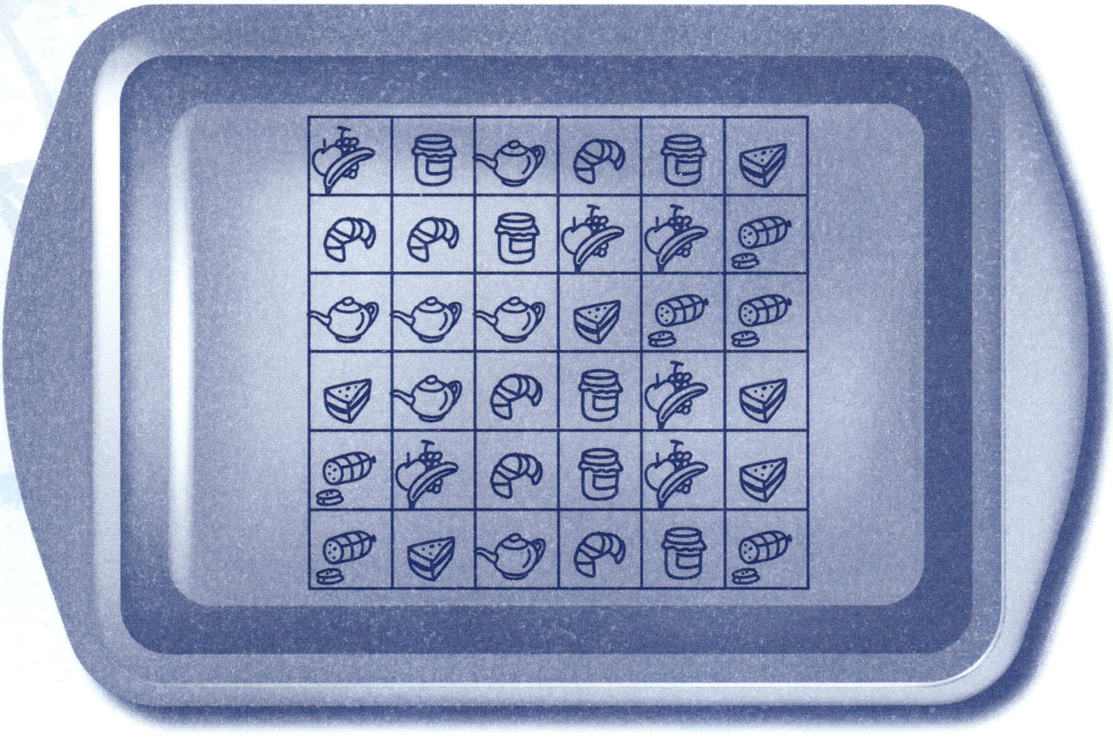

EIN SCHMUCKSTÜCK

Ach, Sie sind's! Ich reime immer noch an meinem neuen James First, während ich so an der Reling lehne und den weiten Blick auf den Ozean genieße. Haben Sie es mitbekommen? Letzte Nacht wurden schon wieder Juwelen aus einer Kabine gestohlen. Dieses Mal hat es eine steinreiche Industriellenwitwe getroffen. Na ja, schöner hat sie der Schmuck sowieso nicht gemacht.

Ein Schmuckstück der Witwe habe ich einmal an ihr gesehen. Was es darstellte? Zeichnen Sie es in dieses Raster ein! Die Zahlen an den Rändern geben an, wie viele Felder aus dieser Richtung gefüllt werden müssen. Stehen mehrere Zahlen am Rand, sind es mehrere Felderblöcke mit der jeweils angegebenen Anzahl von Feldern.

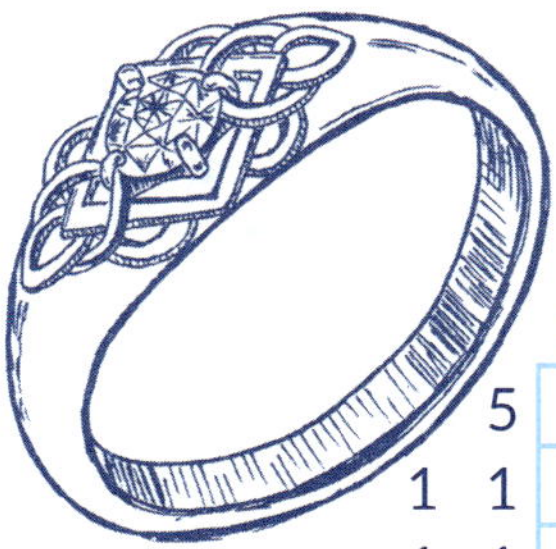

	2	2	2	2	1 2	4 1 1	1 1 1 2	1 12	1 1 1 2	4 1 1	1 2	2	2	2	2
5															
1 1															
1 1															
5															
1															
1															
7															
1															
1															
1 1 1															
2 1 2															
2 1 2															
3 1 3															
9															
3															

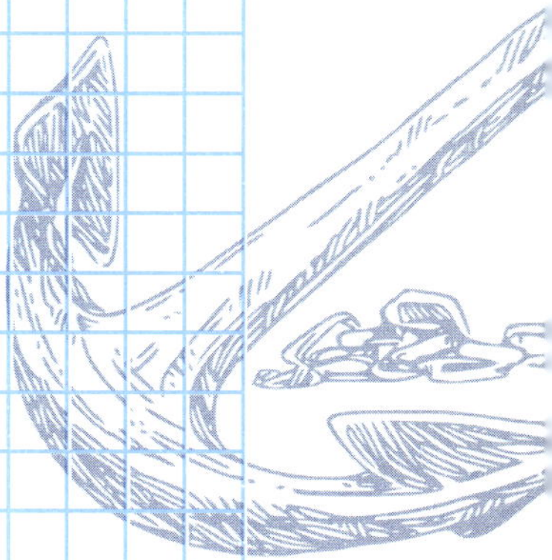

PANAMAKANAL

»Geht es dort in den Panamakanal, Igor?«

»Ja, Miss Paulson, in der Tat. Das ist der Eingang in den 82 Kilometer langen Panamakanal, der die Costa DIVA vom Atlantischen in den Pazifischen Ozean führt.«

Es wird wohl noch eine Weile dauern, bis wir den Panamakanal durchqueren können. Aber als Ihr Chefsteward werde ich Sie gern mit Drinks und anderen Annehmlichkeiten verwöhnen. Neun Schiffe warten vor uns. Das erste Schiff ist 140 Meter lang. Und wie lang ist das letzte Schiff in der Reihe?

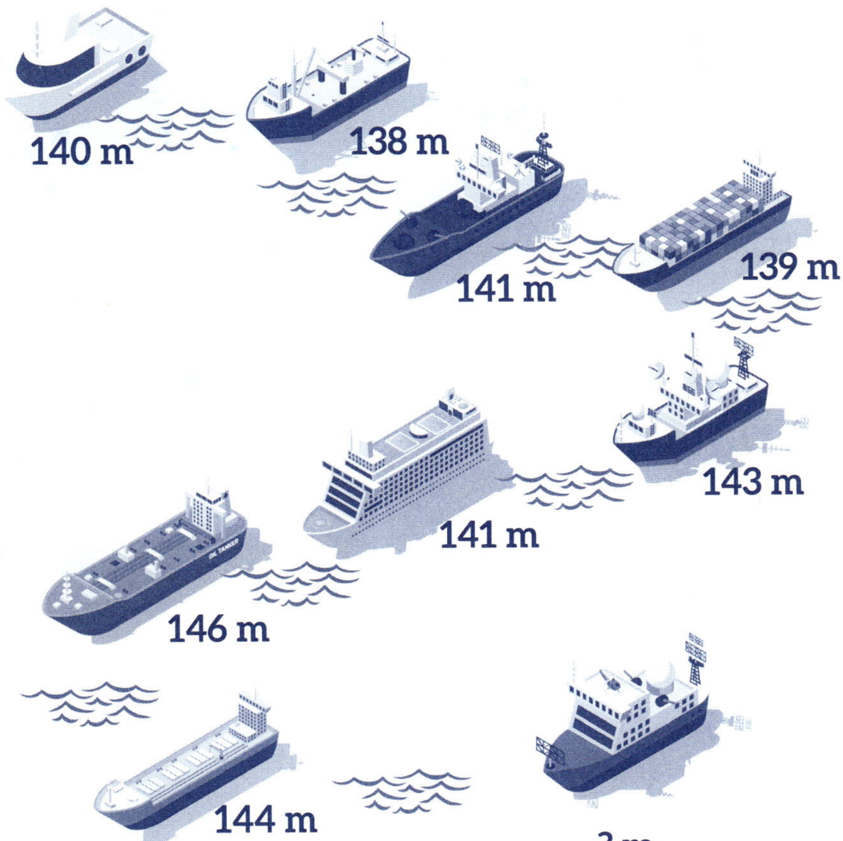

PANAMA-STADT

»Wow, wie schön ist Panama! Eine wundervolle Stadtrundfahrt haben Sie da organisiert, Frau Fürst!«

»Danke, Mister Galliano. Ja, in der Tat, in Panama-Stadt kommt jeder auf seine Kosten. Sie bietet eine Altstadt genauso wie eine moderne Skyline.«

»Stammt aus Panama nicht auch der Panama-Hut?«

»Nein, das ist ein weitverbreiteter Irrtum. Der Panama-Hut stammt aus dem südamerikanischen Land Ecuador. Er wird dort schon seit dem 17. Jahrhundert hergestellt.«

Wo wir nun aber schon beim Thema Hut sind. Dazu habe ich ein kleines Logikrätsel für Sie: Eine Person mit einem weißen Hut steht links von einem drei Meter hohen Sichtschutz und blickt auf diesen Sichtschutz. Drei andere Personen stehen hintereinander rechts von dem Sichtschutz und blicken ebenfalls in Richtung des Sichtschutzes. Von diesen Personen trägt die, die direkt am Sichtschutz steht, einen schwarzen Hut, die mittlere Person einen weißen Hut und die Person ganz rechts einen schwarzen Hut.

Die Personen kennen nur diese Aufstellung und die Anzahl der weißen und schwarzen Hüte. Sie dürfen keine andere Person fragen und sich auch nicht umdrehen, sondern nur in die gleiche Richtung blicken. Wer seine Hutfarbe kennt, soll diese laut ausrufen. Welche der Personen kann in diesem Szenario als einzige wissen, welche Farbe ihr Hut hat?

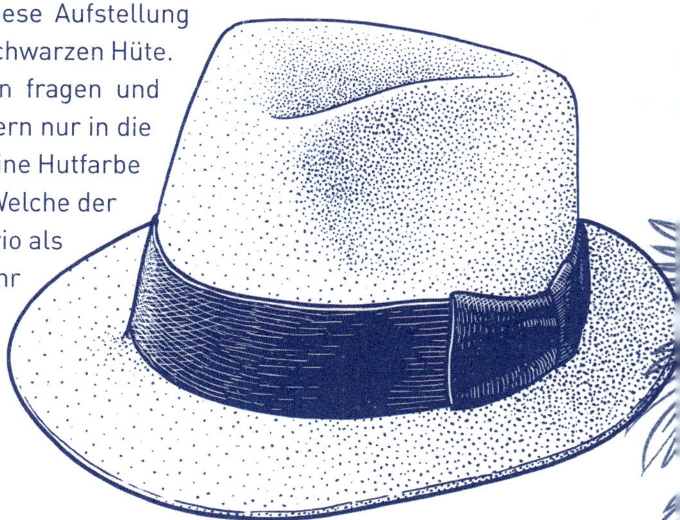

IM DSCHUNGEL

»Dieser Ausflug in den Regenwald von Panama toppt doch alles, Miss Paulson! Nicht wahr?«

»Hm, also shoppen kann man hier aber nicht, Frau Fürst. Werden wir denn wenigstens Affen sehen?«

»Aber ganz sicher! Hier rasen eine Menge Affen durch den Wald. Sehen Sie mal dort!«

Können Sie alle Affen zählen?

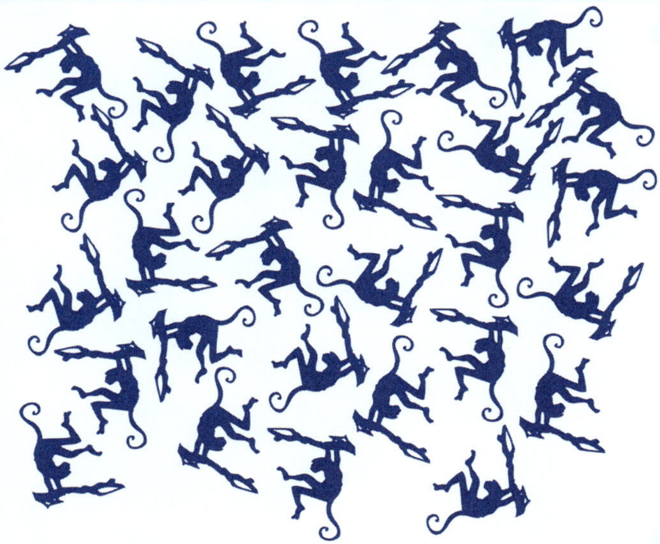

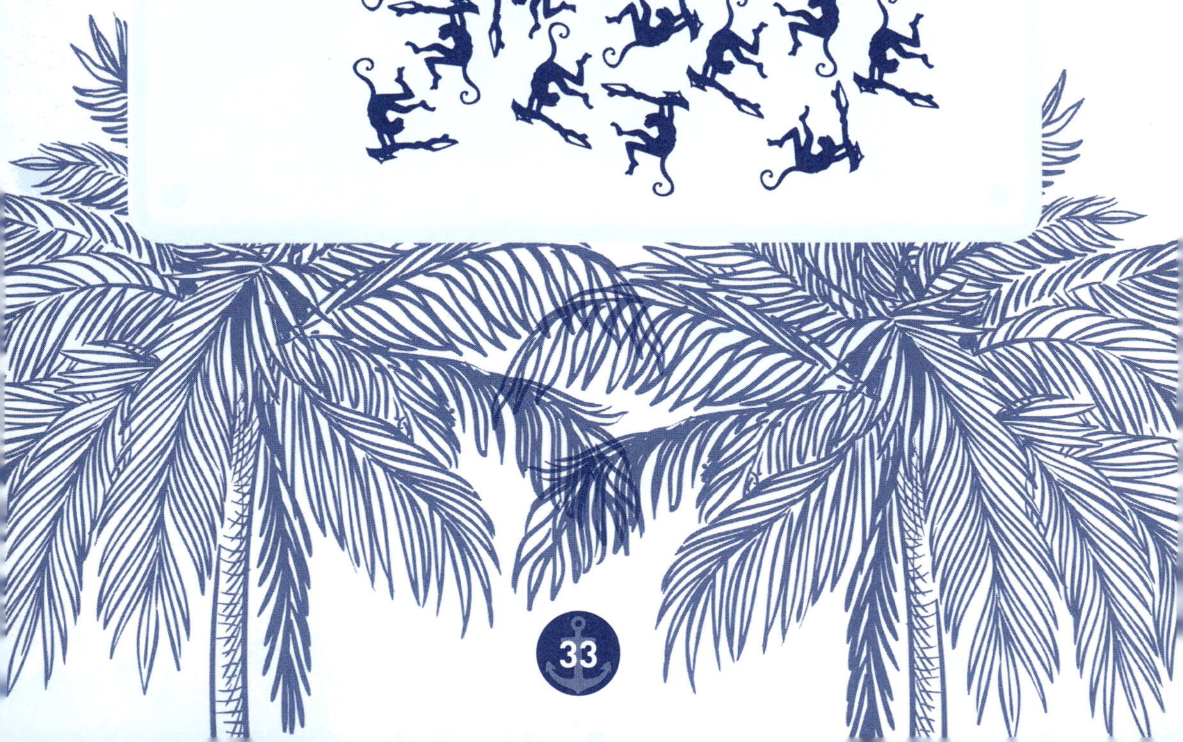

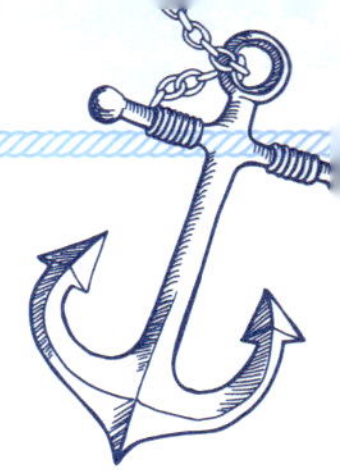

SPUCKTÜTEN

Liebe Passagiere, hier spricht Ihr Kapitän Sascha Silbereisen. Heute ist der Stille Ozean leider gar nicht so still. Deshalb hat die Crew in den Gängen Spucktüten ausgelegt.

Ein Gang hat zwölf Doppelkabinen, fünf Dreierkabinen und acht Einzelkabinen. Elf Kabinen stehen leer, deshalb werden dafür keine Tüten gebraucht. Alle anderen Kabinen sind voll belegt.

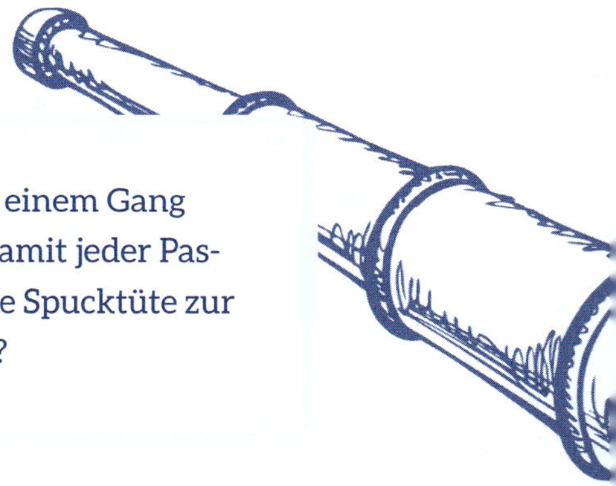

Wie viele Tüten müssen in einem Gang mindestens griffbereit sein, damit jeder Passagier im Gang ganz sicher eine Spucktüte zur Verfügung hat?

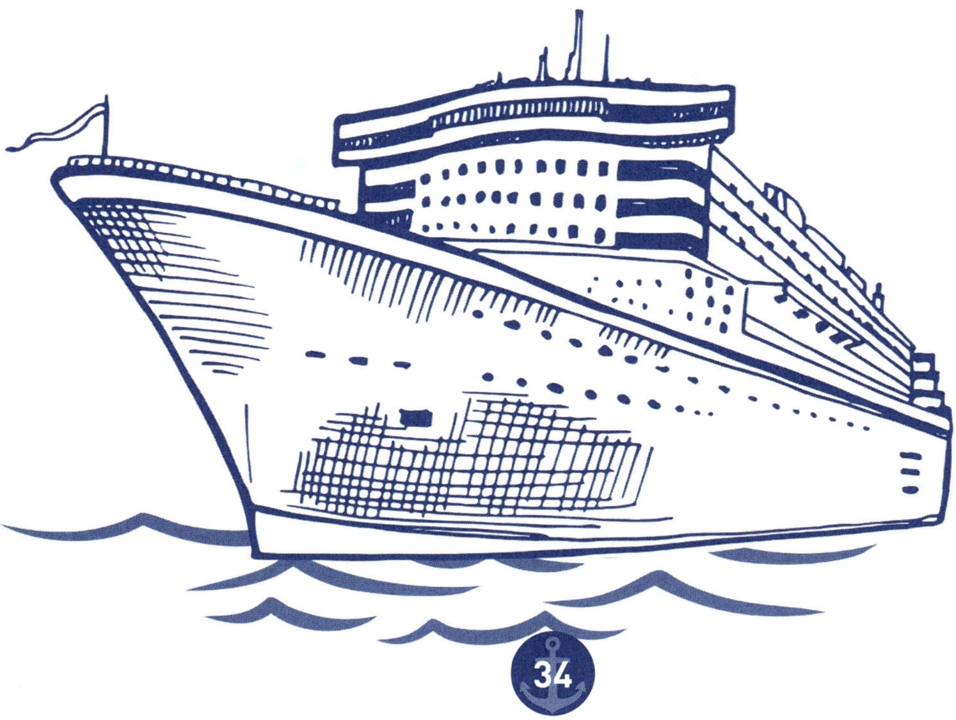

SECHS SOMBREROS

»¡Viva México!« und willkommen in Puerto Chiapas, einer Hafenstadt des mexikanischen Bundesstaats Chiapas. Dieser ist reich an mexikanischen Ruinenstätten. Eine davon, Izapa, befindet sich ganz in der Nähe von Puerto Chiapas, wir werden dorthin einen Ausflug anbieten. Wenn Sie weitere Fragen haben, wenden Sie sich jederzeit an mich, Ihre Chefhostess Bettina Fürst!

Oh, schauen Sie mal! Da liegen sechs Sombreros. Merken Sie sich deren Koordinaten innerhalb einer Minute und decken Sie die Sombreros anschließend ab.

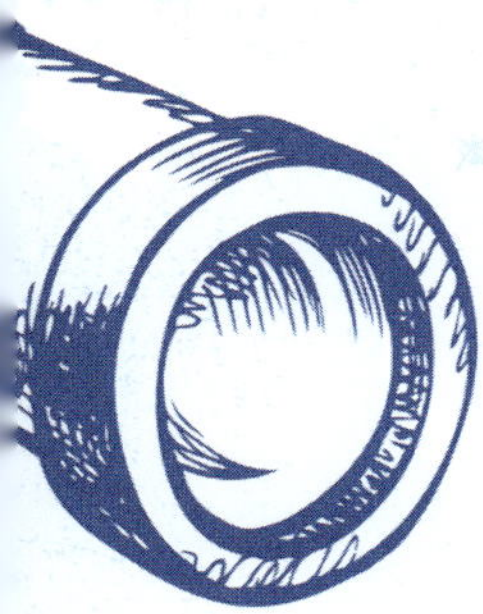

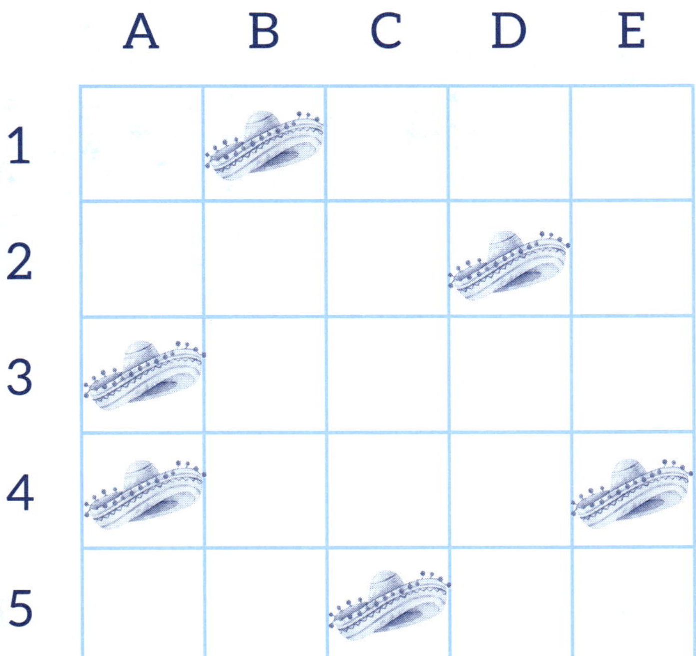

Na, konnten Sie sich die Koordinaten aller Sombreros innerhalb dieser kurzen Zeit merken? Dann notieren Sie sie hier:

IZAPA

Señoras y señores, ich bin Hugo Martínez, Ihr Fremdenführer durch Izapa. Diese präkolumbische Ruinenstätte wurde bereits etwa von 1500 vor Christus bis ins Jahr 1200 nach Christus bewohnt. Ja, Pyramiden gab es auch in Mexiko und anderen Ländern, nicht nur in Ägypten.

Betrachten Sie nun diese Zahlenpyramide! Zwei benachbarte Zahlen ergeben in dieser Pyramide jeweils als Summe die darüber positionierte Zahl. Füllen Sie die leeren Felder der Pyramide aus!

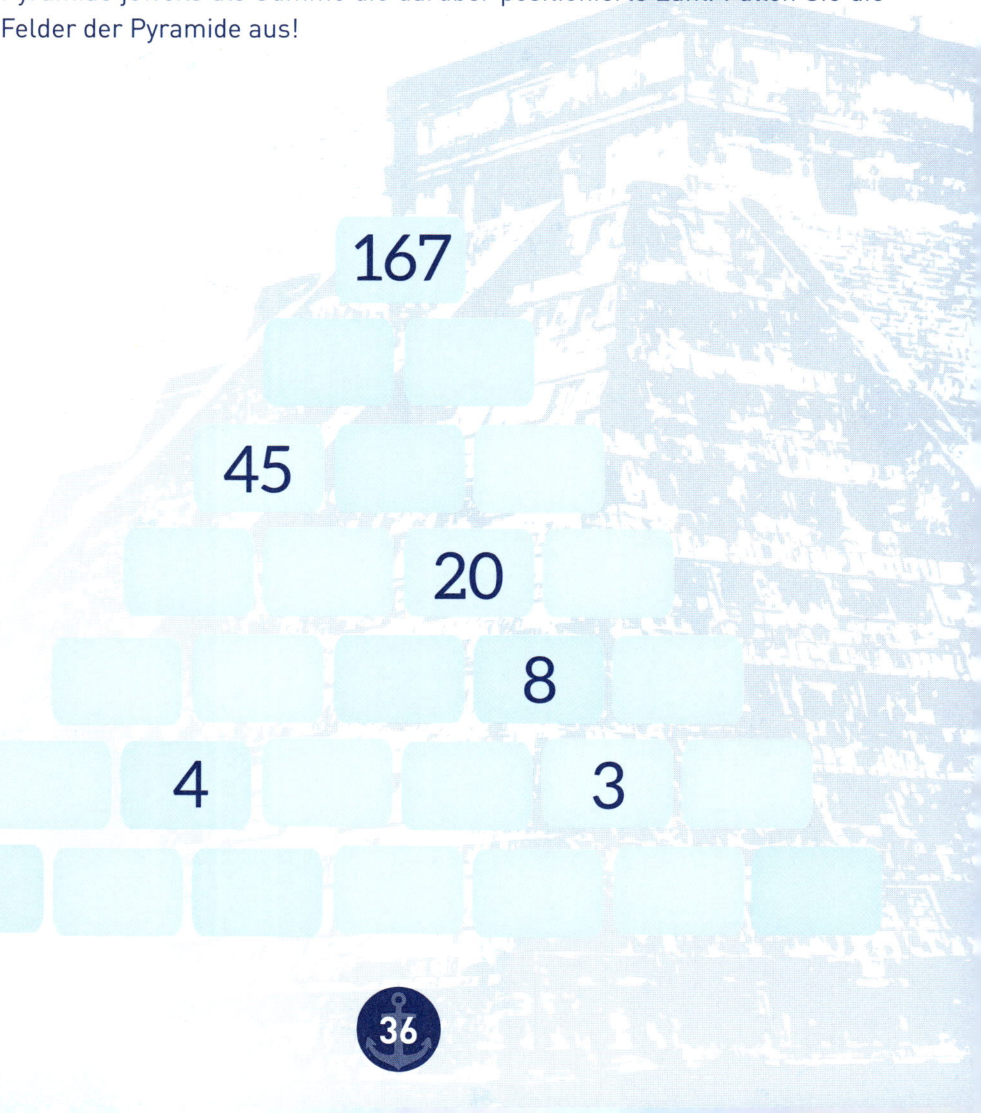

167						
45						
		20				
			8			
	4			3		
5						

REGENWETTER

Nun, schauen Sie sich mal diesen Regen an! Und dafür schippert man nun in den Süden. Also bei meiner letzten Kreuzfahrt, da gab es gar keinen Regen, da schien die ganze Zeit nur die Sonne. Aber ich will nicht Gertrude Paulson heißen, wenn wir uns nicht schon in wenigen Stunden wieder am Pool sonnen können.

So viele Regenwolken! Markieren Sie doch mal in diesem Quadrat, wo die Regenwolken stehen. In jeder Reihe und in jeder Spalte befinden sich genau zwei Regenwolken. Die Zahlen an den Rändern geben an, wie viele Felder sich jeweils zwischen den beiden Regenwolken befinden. Zwei Wolken habe ich Ihnen schon mal eingetragen.

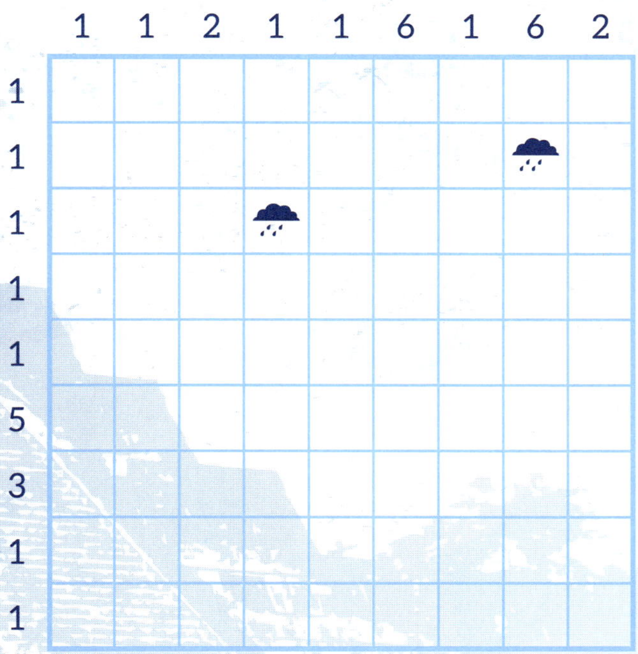

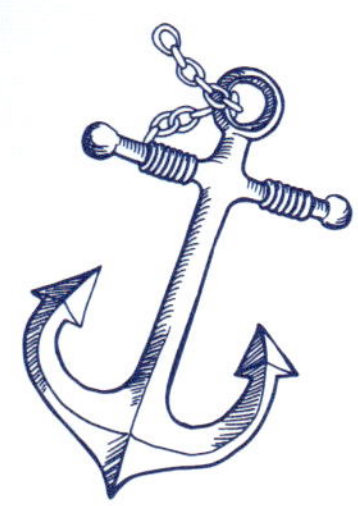

THERMOMETER

Sehr verehrte Passagiere, ich bin's, Ihr freundlicher Kapitän Sascha Silberrauch. Ich hoffe, Sie haben eine wunderschöne Zeit auf der Costa DIVA verbracht. Morgen erreichen wir Acapulco, das Ziel dieser Kreuzfahrt. Verbringen Sie dort noch einige wunderschöne, erholsame Tage, bevor es zurück in Ihre Heimatländer geht.

In Acapulco erwarten Sie wunderbare Strände und Temperaturen von über 30 Grad Celsius. Übrigens: Die Costa DIVA hält einige Thermometer zum Temperaturabgleich bereit. Diese sehen Sie hier. Die Zahlen an den Rändern geben Ihnen an, wie viele Teile der Thermometer in einer Reihe oder Spalte gefüllt sein sollen. Ein Thermometer muss nicht vollständig ausgefüllt werden. Wenn es ausgefüllt wird, dann immer vom breiten Ende her und ohne Zwischenräume. Ein Thermometer kann aber auch ganz leer bleiben. Viel Spaß beim Knobeln wünscht Ihr Sascha Silberrauch!

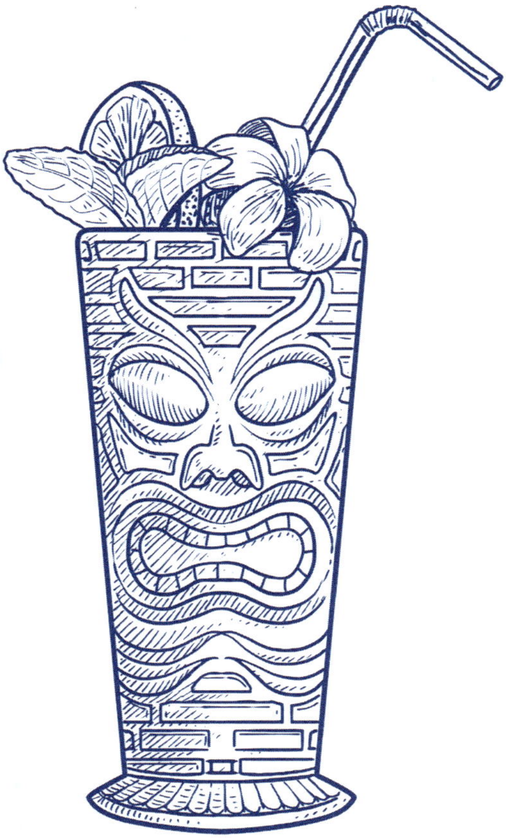

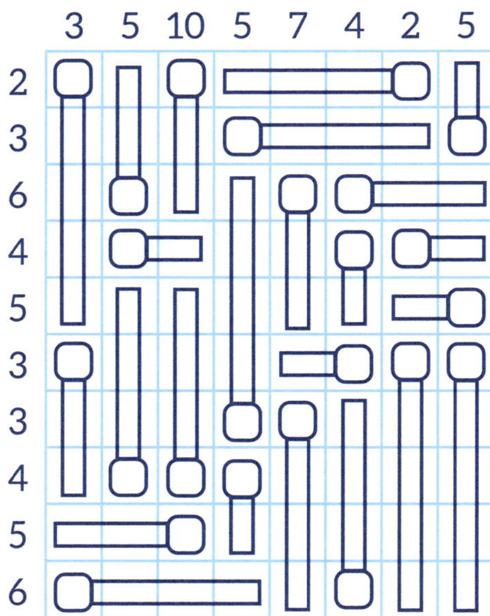

ACAPULCO

Wie sieht's aus, wollen wir uns in irgendeiner Bar ein Corona holen und ein letztes Mal zusammen anstoßen?

Ach, Sie müssen erst noch kurz telefonieren? Klar, ich warte gern auf Sie. Einem Bruno Galliano wird die Zeit nie lang. Und da kommen ja auch Gertrude Paulson, John Miller und James First. Die werden mir sicherlich Gesellschaft leisten.

Treffen wir uns um die Uhrzeit, die hier dargestellt wird? Achtung! Die Uhr wurde zuerst horizontal und dann vertikal gewendet.

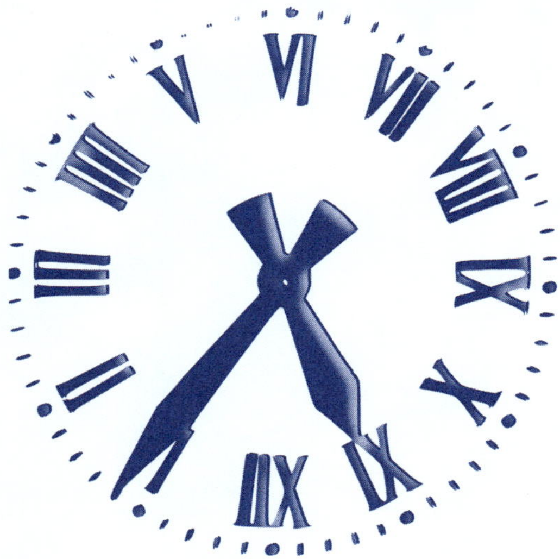

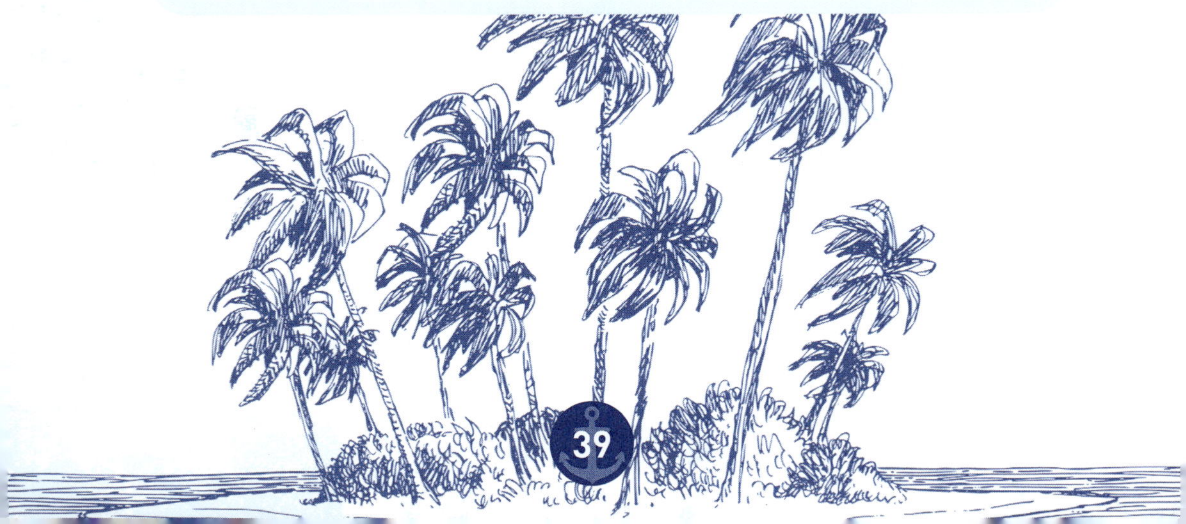

DER JUWELENDIEB WIRD GEFASST

Ja, hier spricht die Kriminalpolizei von Acapulco ... Ja, der Name Taylor Green ist uns bekannt, eine Art Phantom in der Juwelendieb-Szene ... Aha, Sie haben alle Amerikaner auf dem Kreuzfahrtschiff überprüft, gute Arbeit ... Und Sie sind sich wirklich sicher? ... Oh, ein Widerspruch hat sie auf die richtige Spur gebracht ... Okay, ich sende meine Leute zum Hafen, um die Person festzunehmen.

Welche Person hat sich in der Kommunikation mit Ihnen widersprochen und sich dadurch als Juwelendieb Taylor Green entlarvt?

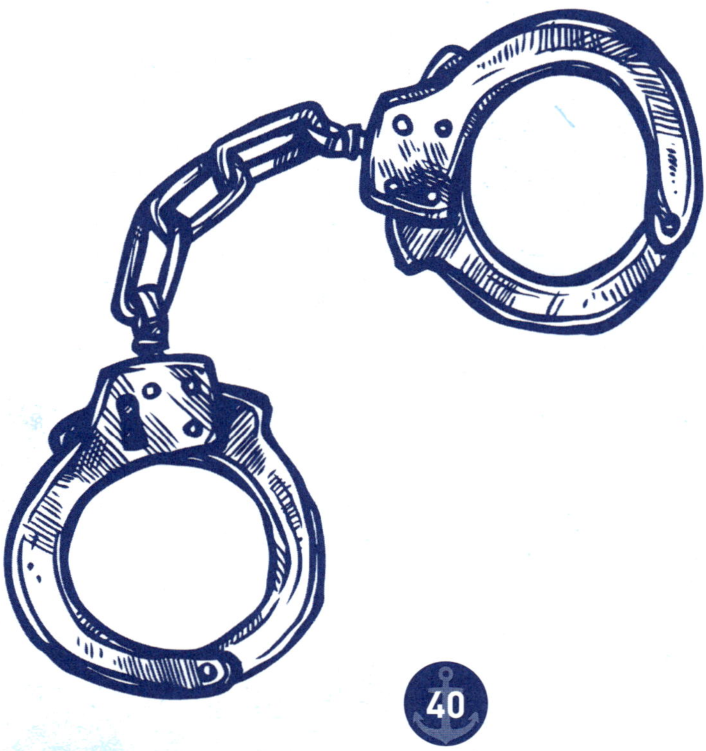

KAPITEL 2

DIE ZWEITE KREUZFAHRT ODER: »DER PHÄNOMENALE PIRATENSCHATZ«

Ihre erste Mission haben Sie mit Bravour gemeistert! Von Herrn Q. soll ich Ihnen dazu seine herzlichen Glückwünsche übermitteln! Dann gab er mir wieder einen Umschlag mit, der Sie über Ihren nächsten Spezialauftrag informiert. Öffnen Sie ihn, sobald Sie für sich allein sind! Ihre zweite Kreuzfahrt führt sie von hier an der spanischen Küste entlang durch die Straße von Gibraltar bis hin zu den Kanaren und den Azoren. Gute Reise und ahoi!

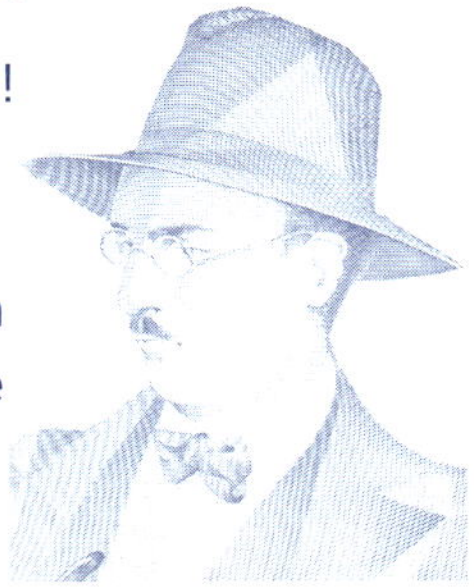

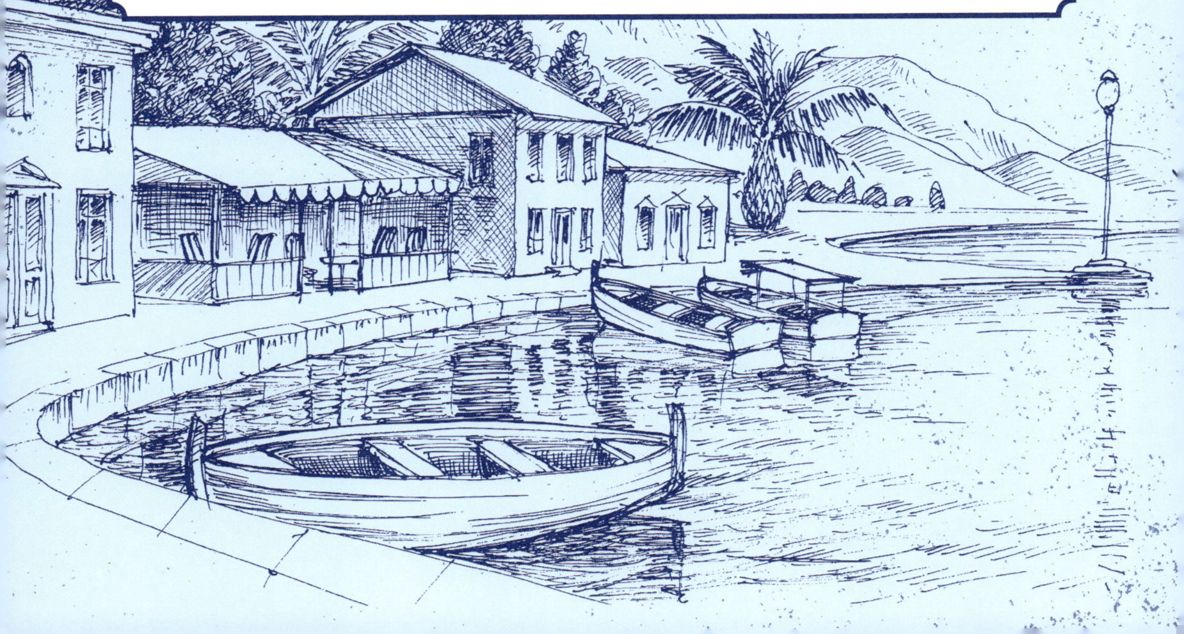

SCHAMPUS ZUR BEGRÜSSUNG

Oh, guten Tag! Das ist ja mal eine schöne Überraschung! Kennen Sie mich noch? Ich bin Bettina Fürst, die Chefhostess. Willkommen zu einer neuen Traumreise auf der Costa DIVA. Darf ich Ihnen zur Begrüßung ein Gläschen Schampus anbieten?

Sicher haben Sie bereits ein Sightseeing in Barcelona genossen, sind die berühmte Promenade La Rambla entlanggeschlendert und haben die großartige Basilika Sagrada Família bestaunt, die Antoni Gaudí entworfen hat.

Lassen Sie mich Ihnen noch einige weitere Passagiere vorstellen. Wir wollen alle mit Champagner anstoßen oder auch O-Saft, wenn's sein muss. Die Reederei der Costa DIVA lässt sich da nicht lumpen.

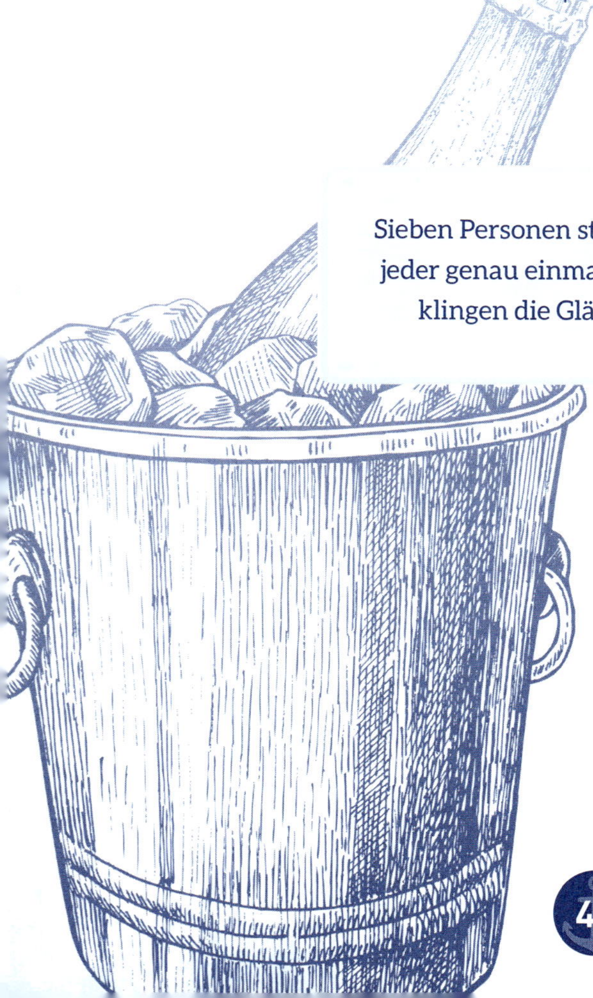

Sieben Personen stoßen nun jede mit jeder genau einmal an. Wie viel mal klingen die Gläser insgesamt?

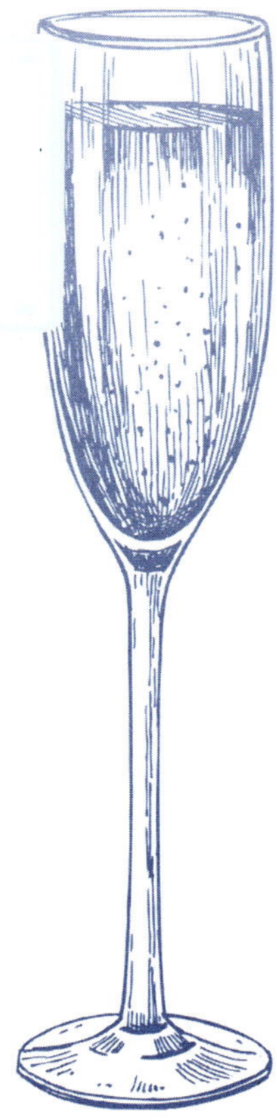

DIE COSTA DIVA LEGT AB

Sehr verehrte Passagiere, ich bin ihr freundlicher Kapitän Sascha Silberrauch und heiße Sie willkommen an Bord der Costa DIVA! Genießen Sie Ihre Traumreise im Mittelmeer und Atlantik. Erkunden Sie pulsierende Städte und Natur pur auf Inseln, die zu den schönsten des Atlantiks zählen, oder genießen Sie einfach bei einem Cocktail die relaxte Stimmung an Bord.

Die Costa DIVA legt nun gleich ab. Um wie viel Uhr das ist? Eine Knobel-Uhr verrät es Ihnen. Sie startet um Mitternacht. Stellen Sie die Uhr nach den folgenden Angaben vor (+) und zurück (–), um zum Schluss die Ablegezeit zu erhalten! Vergessen Sie bei der Lösung der Aufgabe nicht, dass ein Tag 24 Stunden hat.

7+, 5+, 3–, 12+, 4+, 7–, 17+, 4+, 10–, 22+, 11–

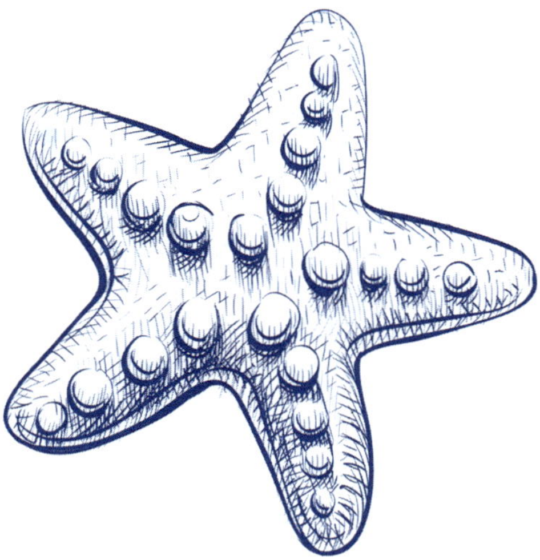

DER NAME DER SCHATZINSEL

Ferdinand hat Ihnen den Umschlag mit dem neuen Spezialauftrag überreicht. Bitte vernichten Sie meinen Brief nach dem Lesen! Ihre neue Aufgabe lautet, einen Piratenschatz zu finden, der im 17. Jahrhundert auf einer bestimmten Insel vergraben wurde. Eine geheime Schatzkarte liegt mir vor, ich werde Ihnen diese zu gegebener Zeit zukommen lassen.
Ordnen Sie die Buchstaben nach ihrer Größe, beginnend mit dem kleinsten, um den Namen der Insel zu erhalten! Der Name setzt sich aus zwei Wörtern zusammen.

Z P T A O O R S O T

Viel Erfolg bei der Schatzsuche!
Q.

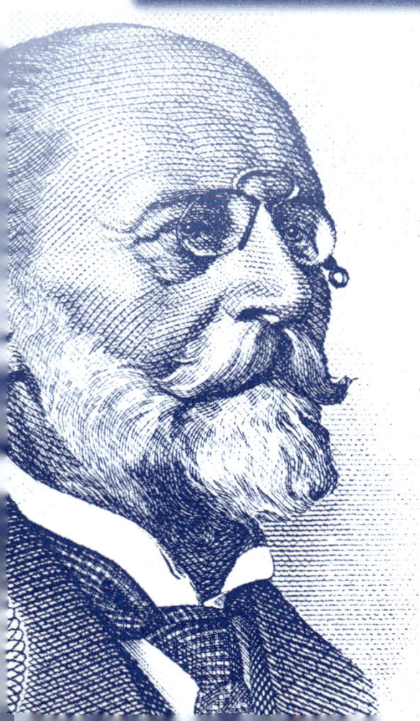

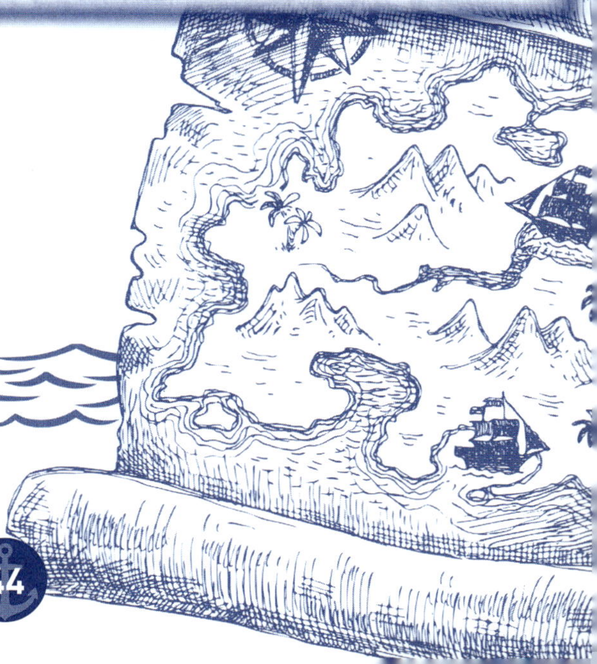

SUDOKU MIT MARIA

¡Buenos dias! Ich bin Maria Gonzales. Ist der Liegestuhl neben Ihnen noch frei? Nun, ich denke ja, denn es liegt ja noch kein Handtuch darauf. Ich arbeite als Immobilienmaklerin in Barcelona, aber nach einem stressigen Jahr gönne ich mir nun mal eine luxuriöse Kreuzfahrt. Nada arbeiten, solo entspannen.

Und ein Sudoku lösen. Das mache ich mit Vorliebe, wenn ich am Pool liege. Abgesehen vom Reden natürlich. Wollen Sie mir beim Lösen des Sudokus behilflich sein? In jeder Reihe, in jeder Spalte und in jedem Quadrat aus neun Feldern sollen die Zahlen von 1 bis 9 jeweils genau einmal vorkommen.

6		1						
			7	6	2			4
						8		
		5		2		6		3
8	1	9	6	5				7
				7		1	5	9
1	9			3	7			
5				9		3	7	
	3	4	1	8		9		

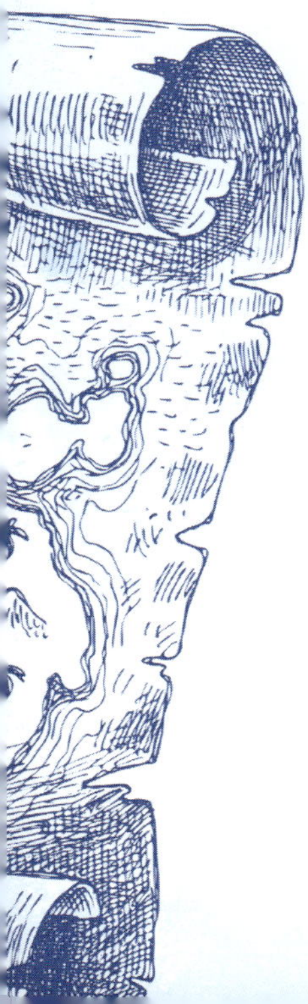

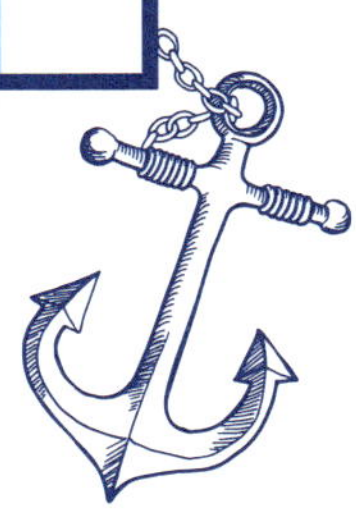

DIE AFFEN VON GIBRALTAR

¡Mira! Wir fahren jetzt in die Straße von Gibraltar ein. Rechter Hand, auf der Iberischen Halbinsel gelegen, befindet sich das britische Überseegebiet Gibraltar. Und linker Hand, auf dem afrikanischen Kontinent, befindet sich die spanische Stadt Ceuta. Was für ein Kuddelmuddel, nicht wahr? Briten auf der Iberischen Halbinsel, Spanier auf dem afrikanischen Kontinent – Maria, sag ich mir manchmal, wir leben in einer verkehrten Welt.

Da, sehen Sie in der Ferne die Affen auf dem Felsen sitzen? Prägen Sie sich die Affen und deren Nummern gut ein. Decken Sie sie dann mit einem Papier ab und lösen Sie anschließend die Aufgabe.

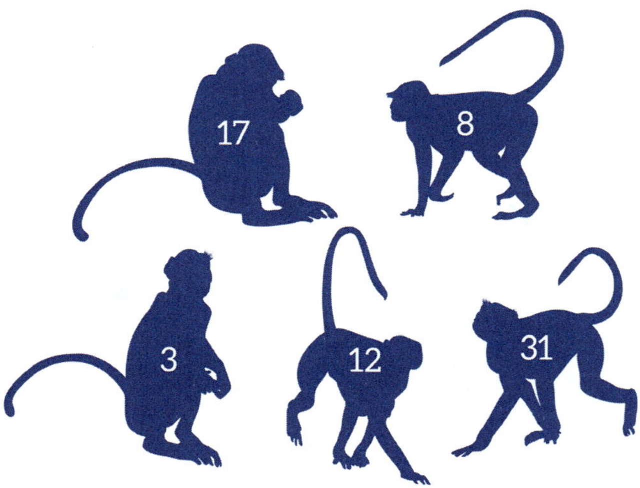

Die Affen sind abgedeckt? Dann zur Aufgabe!

Diese Gedächtnisaufgabe ist Ihnen hoffentlich nicht zu affig! Bilden Sie die Summe der Zahlen der nach links gerichteten Affen und ziehen Sie davon die Summe der anderen Affen ab!

IN DER BORD-BAR

»Hier haben Sie Ihren ›Sex on the Beach‹. Señora Maria, lassen Sie sich Ihren Cocktail schmecken!«

»Gracias, Johnny! Sie sind der beste Cocktailmixer der Welt, und ich bin schon rumgekommen, das können Sie mir glauben.«

Und Ihnen: ¡Salud! Genießen wir einen schönen Abend hier in der Bord-Bar. Ich freue mich schon auf unseren morgigen Aufenthalt in Casablanca.

Ach, das ist ja ein Ding. Die vier Pärchen dort drüben lassen sich die Cocktails aber auch ganz schön schmecken. *»Wer sind diese Leute, Johnny?«*

»Das sind die Ehepaare Müller, Schneider, Lutz und Schwarz. Sie haben heute schon 30 Cocktails getrunken. Herr Müller hat genauso viele Cocktails getrunken wie seine Frau, Herr Schneider doppelt so viele Cocktails wie seine Frau, Herr Lutz dreimal so viele Cocktails wie seine Frau und Herr Schwarz viermal so viele Cocktails wie seine Frau.«

»Aha, und wie viele Cocktails haben die Frauen getrunken, Johnny?«

»Anne hat einen Cocktail getrunken, Margit zwei Cocktails, Hanna drei Cocktails und Petra vier Cocktails.«

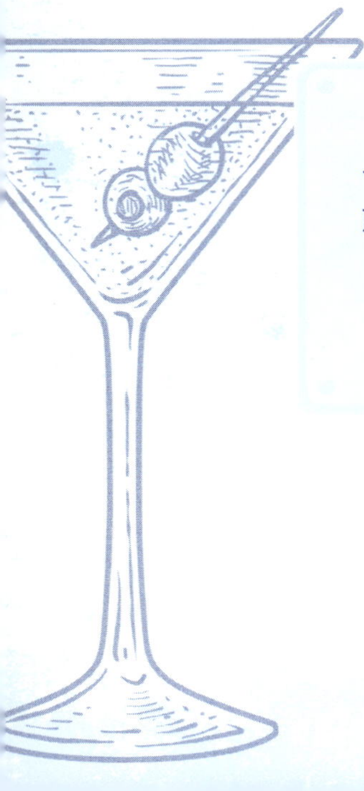

Ganz schön viele Cocktails, nicht wahr? Nun meine Fragen an Sie: Wie heißen die vier Ehefrauen mit vollem Namen und wie viele Cocktails tranken ihre Ehemänner?

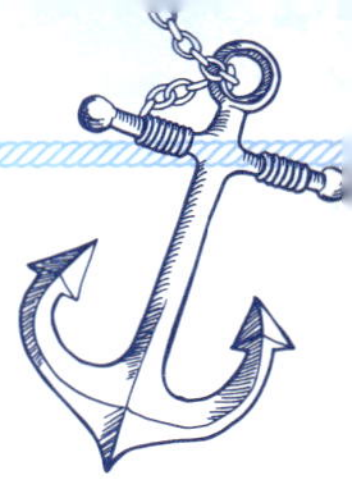

AS TIME GOES BY

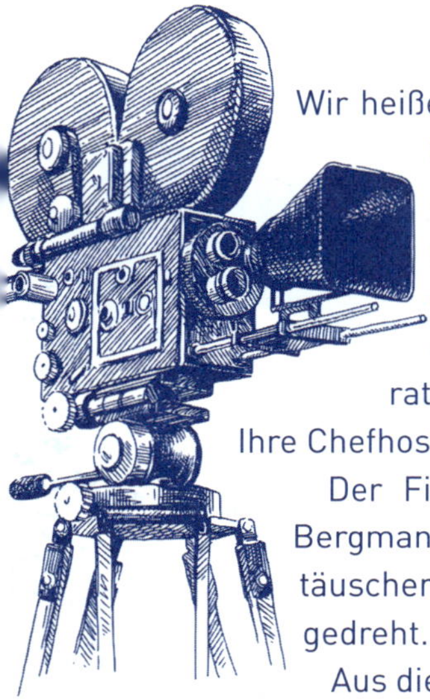

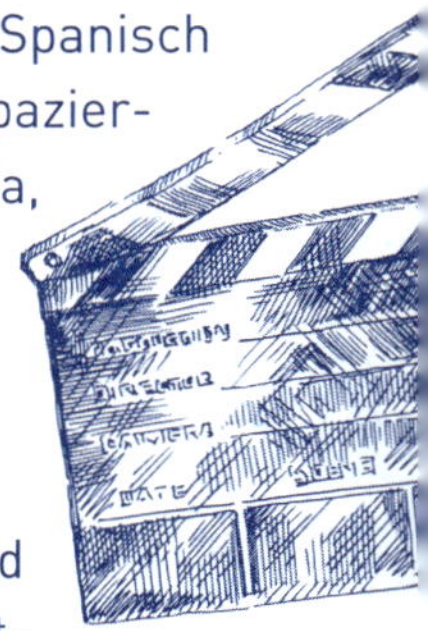

Wir heißen Sie willkommen bei unserem Landgang durch Casablanca. Es ist die größte Stadt Marokkos, ihr Name ist jedoch Spanisch und bedeutet »Weißes Haus«. Lassen Sie uns den Spaziergang auf dem Boulevard de la Corniche genießen. Ja, das ist ein französischer Name, denn ein Teil von Marokko stand einmal unter französischem Protektorat. Wenden Sie sich mit weiteren Fragen gern an mich, Ihre Chefhostess Bettina Fürst.

Der Film »Casablanca« mit Humphrey Bogart und Ingrid Bergman aus dem Jahr 1942? Nein, da muss ich Sie leider enttäuschen. Der wurde hauptsächlich in einem Hollywood-Studio gedreht.

Aus diesem Film stammt der berühmte Lovesong »As Time Goes By«. Finden Sie diesen Song im Buchstabenchaos! Die Buchstaben dürfen in alle Richtungen gelesen werden, sollen aber am Stück AS TIME GOES BY ergeben.

S	S	E	O	S	A	T	A
M	S	G	G	S	A	O	
M	T	E	E	T	S	T	I
A	A	M	T	E	A	E	
I	S	E	I	S	E	T	M
T	I	O	A	M	S	G	
E	S	I	S	S	G	E	T
T	I	O	B	S	O	I	
A	O	I	T	S	E	S	A
Y	E	G	Y	S	O	M	
B	A	A	S	B	G	M	S
T	E	M	B	G	E	I	
M	B	G	S	M	Y	S	T
T	A	E	T	S	Y	S	
I	S	E	I	B	S	Y	G

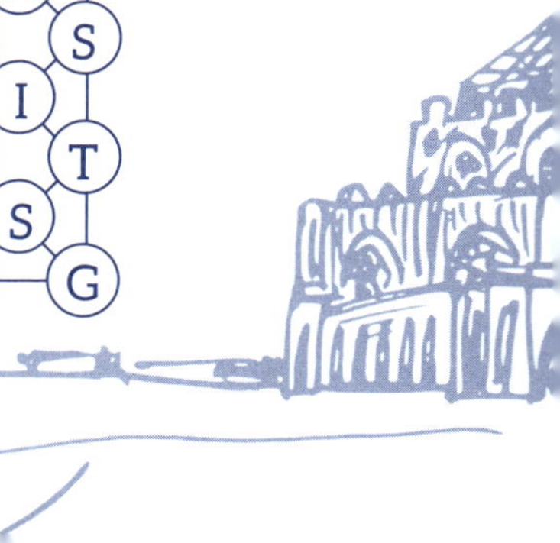

HASSANS LADEN

Hallo, ich bin Hassan, ein armer Mann, der acht Kinder ernähren muss. Mögen Sie mir nicht etwas abkaufen? Schauen Sie doch wenigstens mal, was ich alles habe. Kommen Sie, kommen Sie in meinen Laden! Nein, nein, es ist ganz bestimmt keine Touristenfalle. Kommen Sie, trinken Sie kostenlos ein Glas Tee mit mir!

Wie wäre es zum Beispiel damit? Für dieses Ding verlange ich nur 100 Dirham, weil es etwas kaputt ist. Okay, sagen wir 20 Dirham. Die Sache lässt sich ganz leicht wieder zusammenfügen, glauben Sie mir. Wie wäre es mit 5 Dirham? Sie erkennen doch sicher, um was für ein Kleidungsstück es sich handelt?

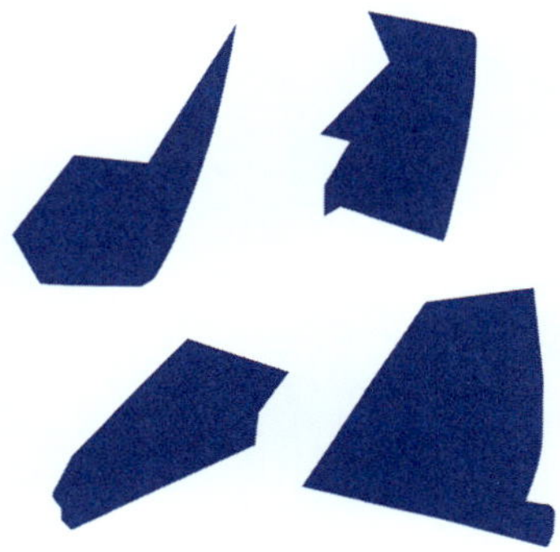

WURST ZUM FRÜHSTÜCK

¡Hola! Na, haben Sie den Landausflug nach Casablanca gestern auch so genossen wie ich? Diese Wurstscheiben am Frühstücksbüfett sind ganz schön durcheinandergeraten. Können Sie erkennen, welche Wurstscheibe denn ganz unten liegt?

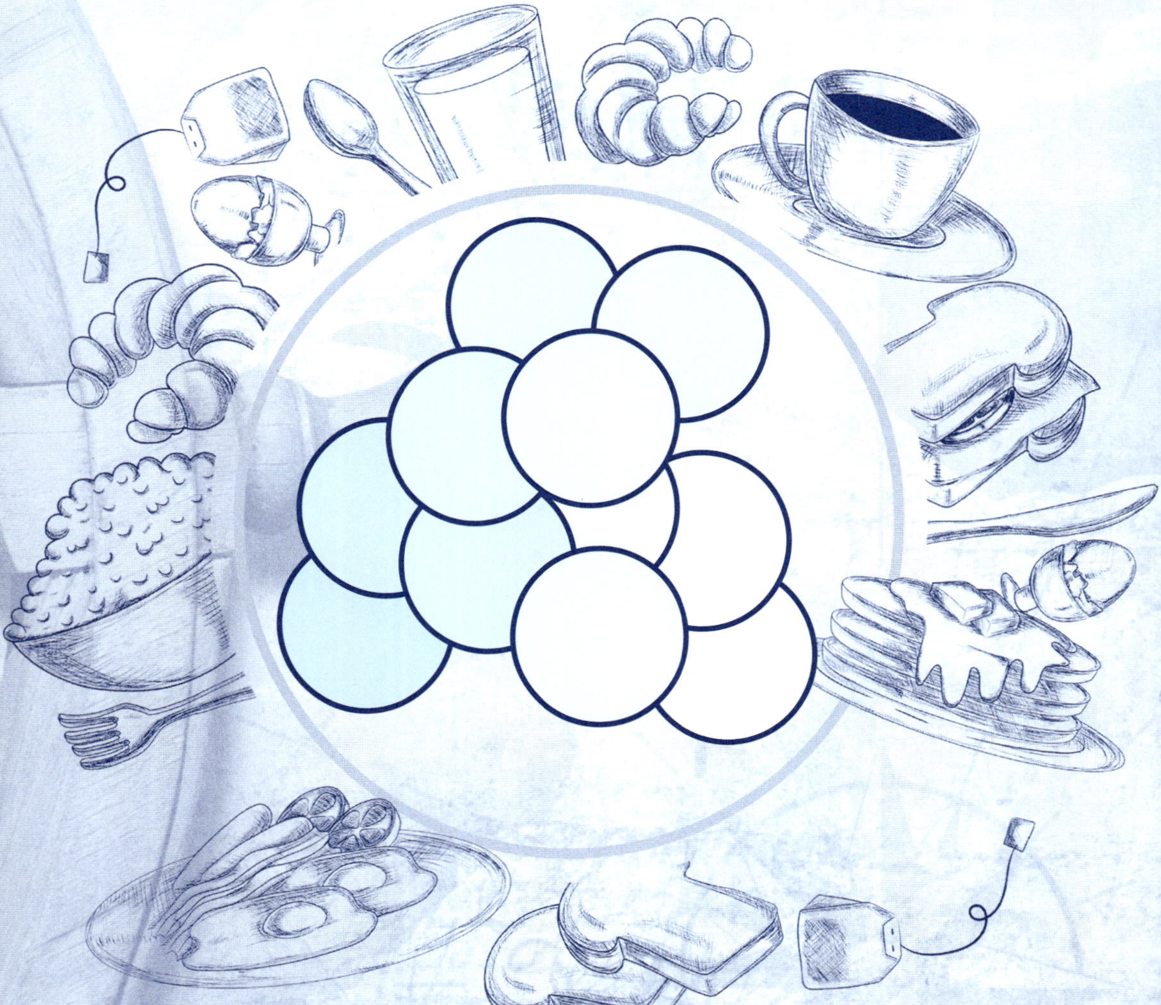

KANARISCHE INSELN

Sehr verehrte Passagiere, hier spricht Ihr Kapitän Sascha Silberrauch! Ich hoffe, Sie genießen die gute Stimmung an Bord, während wir gemütlich im Atlantik cruisen. Morgen laufen wir Teneriffa an, die größte der Kanarischen Inseln. Für einen zweitägigen Landgang melden Sie sich bitte bei Chefhostess Bettina Fürst an. Genießen Sie das Klima auf den Kanaren, wo ein ewiger Frühling herrscht!

Die sieben Kanarischen Inseln sind, von der größten zur kleinsten geordnet, Teneriffa, Fuerteventura, Gran Canaria, Lanzarote, La Palma, La Gomera, El Hierro. Wie gut können Sie Flächengrößen schätzen? Ordnen Sie die Inseln zu!

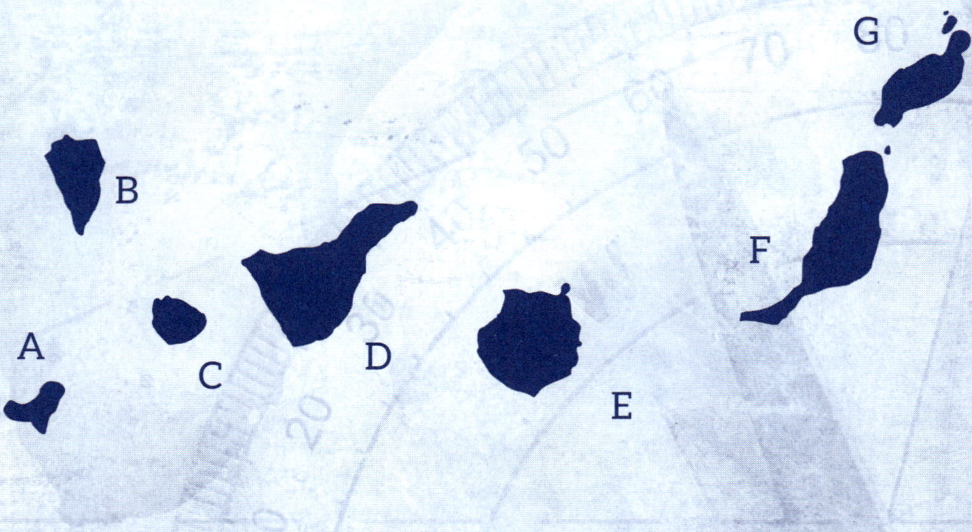

TENERIFFA

¡Disculpa! Hätten Sie wohl etwas dagegen, wenn ich Sie auf Ihrem Rundgang durch Santa Cruz de Tenerife begleite, die Hauptstadt Teneriffas? Maria, sag ich mir immer, allein sein ist nicht gut. Und meine spanischen Sprachkenntnisse werden Ihnen sicherlich nützlich sein, auch wenn ich den Dialekt hier selbst manchmal nicht verstehe.

Eine Smartphone-App zeigt mir diesen Rundgang durch Teneriffa an. Jede Zahl gibt an, wie viele angrenzende Felder von uns durchquert werden sollen, wobei die Linie waagerecht und senkrecht verlaufen kann, nicht aber diagonal. Die nummerierten Felder dürfen nicht durchquert werden und wir müssen auch nicht alle leeren Felder durchqueren. Zeichnen Sie unseren Rundweg doch mal bitte ein!

3							4		
				4					
		7		7					
		7				6			
				8					
		7				4			
			7						
								7	
	5	4							
	5								5
						8			
			5						

DIE SUCHE NACH DEM LIEGESTUHL

¡Dios mío! Das sind aber eine Menge Liegestühle. Pedro, der Strandwärter, sagte mir, dass Ihr Liegestuhl nicht in direkter Nachbarschaft zu einem gestreiften Liegestuhl steht. Er steht auch nicht in Reihen oder Spalten, in denen es gepunktete Liegestühle gibt. Ihr Liegestuhl bildet außerdem keine Diagonale mit einem schwarzen Liegestuhl und er steht auch nicht auf einem Randplatz.

Der Liegestuhl, der übrig bleibt, ist Ihrer. Welcher also?

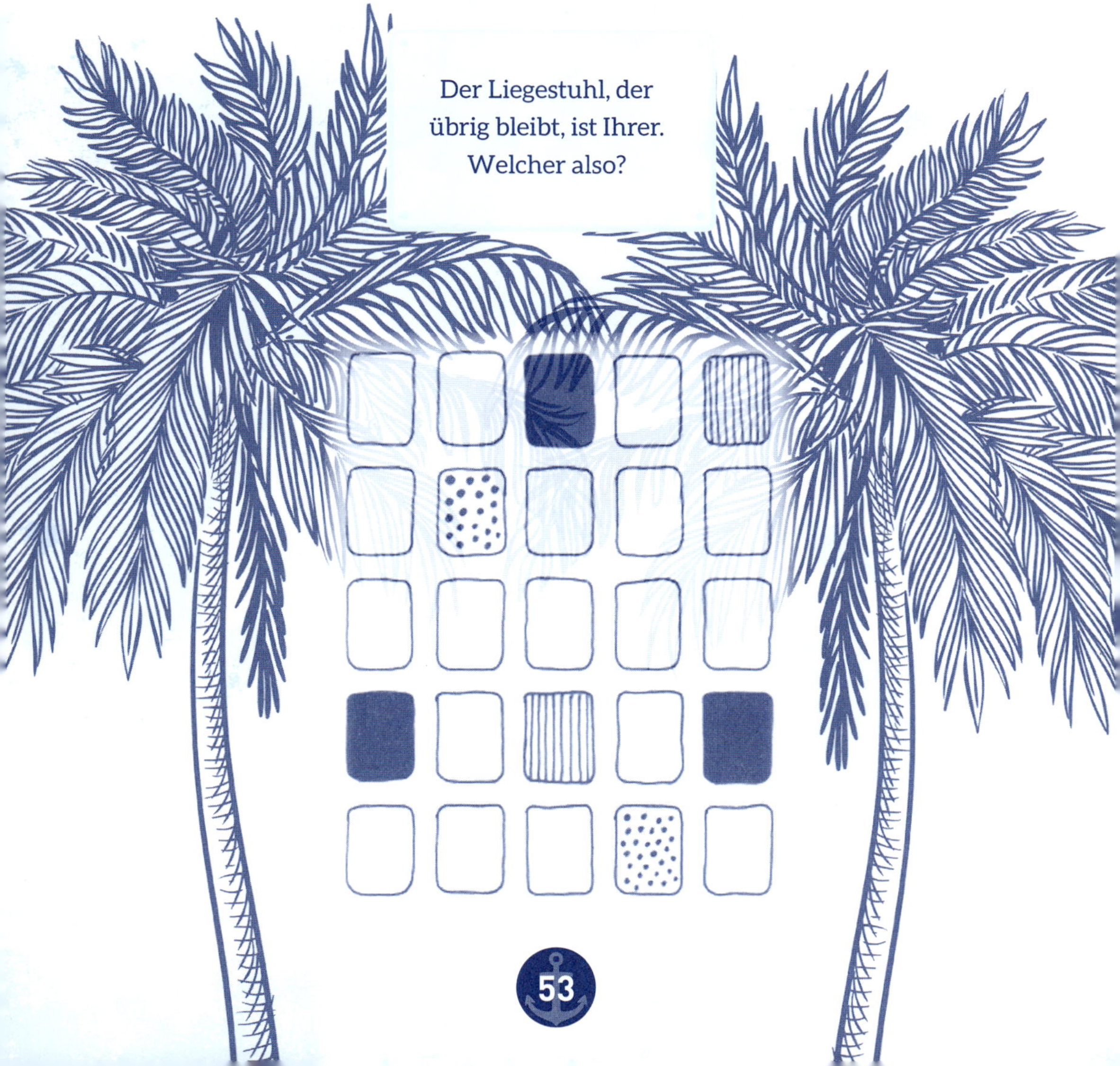

VULKANGESTEIN AUF DEM TEIDE

¡Bombastico! Toll, dass ich Sie zum Teide begleiten durfte. 3715 Meter hoch ist dieser Vulkan. Was für ein Anblick, was für ein Ausblick! ¡Bombastico!

Nun, da wir hier ganz für uns allein sind, muss ich Ihnen etwas gestehen. Ich bin gar keine Immobilienmaklerin, sondern die Agentin 006 von Herrn Q. Ja, ich bin im Besitz der Schatzkarte, während nur Sie den Namen der Insel kennen. Allerdings trage ich die Schatzkarte im Kopf mit mir herum. Sie müssen wissen, ich verfüge über ein fotografisches Gedächtnis.

Sehen Sie doch mal das schwarze Vulkangestein hier. Es bringt mich auf ein kleines Rätsel. Verwandeln Sie die Steinformation in der ersten Reihe in die Steinformation in der letzten Reihe, indem Sie in jedem Schritt genau zwei nebeneinanderliegende Steine auf zwei freie Felder der Reihe bewegen.

1	●	○	●	○	●	○		
2								
3								
4								
5	●	●	●	○	○	○		

MADEIRA

¡Muy bien! Natürlich begleite ich Sie gern, auch wenn ich ein wenig beleidigt bin, dass Sie mir immer noch nicht den Namen der Schatzinsel verraten möchten. Heute wollen wir uns die schöne Insel Madeira anschauen und morgen fahren wir mit einem gecharterten Fischerboot ganz früh los. Einverstanden?

Heute habe ich meine Spendierhosen an. Okay, eigentlich ist es ein Spendier-Minirock. Auf alle Fälle zahle ich das Taxi zum Hotel. Helfen Sie mir dabei, unsere Koffer passgenau in den Kofferraum des Taxis zu legen? Warten Sie mal, ich habe hier sowohl eine Flächenskizze des Kofferraums als auch der Koffer und Taschen. Und bitte nicht schimpfen, dass ich für die paar Tage Landgang so viel Gepäck dabeihabe. Man muss doch auf alle Eventualitäten vorbereitet sein, oder etwa nicht?

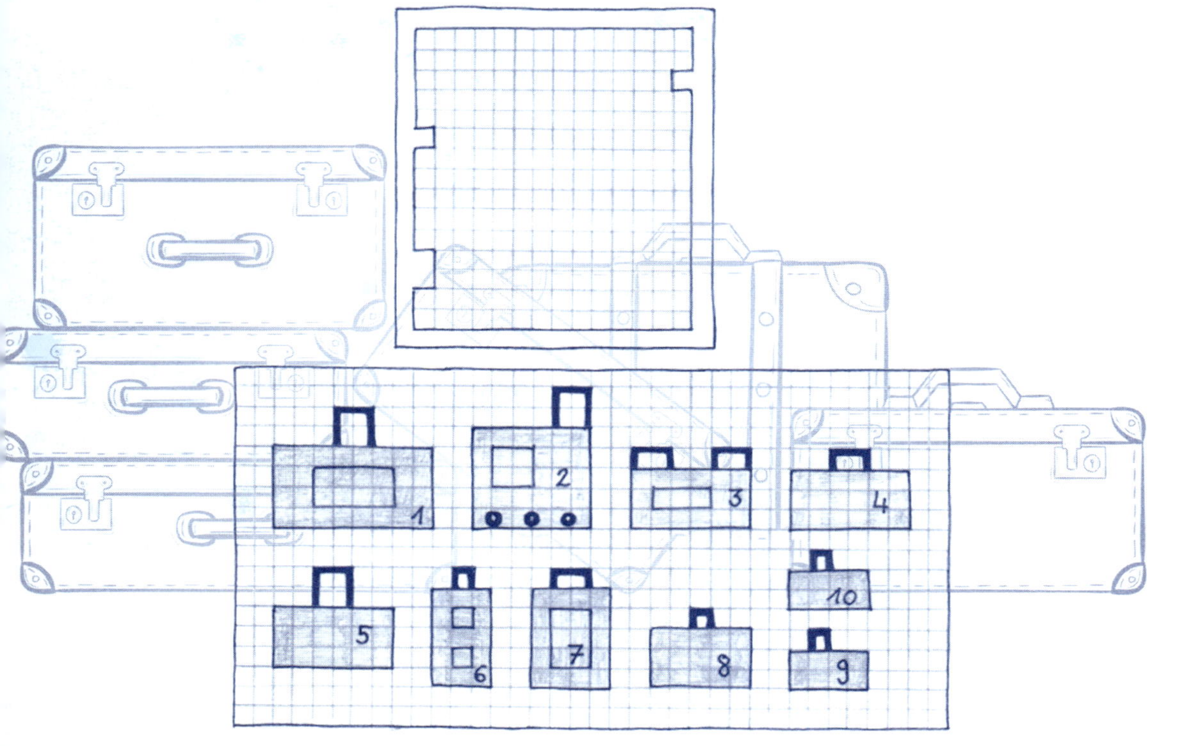

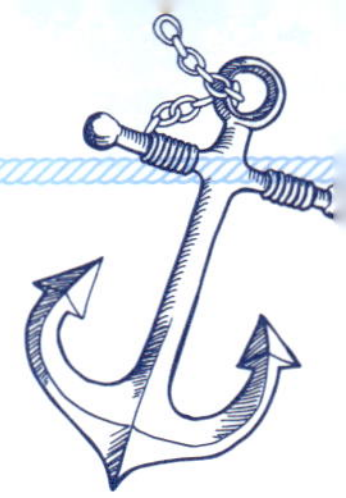

AUF PORTO SANTO

Porto Santo also. Seien Sie froh, dass Sie mich als wandelnde Schatzkarte dabeihaben. Ich habe die Schatzkarte in meinem Kopf, und nun vor Ort ergibt sie erst richtig Sinn.

Okay, ich starte mal auf meinem Smartphone die Positionsbestimmung. Wir befinden uns jetzt an einem Strand mit dem Namen Praia do Zimbralinho. Von hier aus müssen wir ungefähr zwei Kilometer nach Norden gehen.

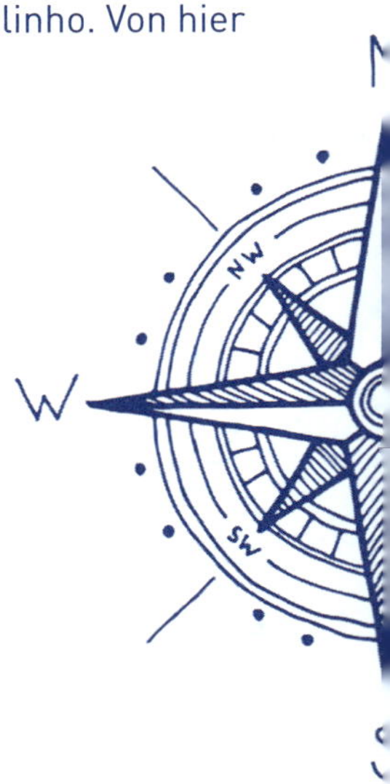

Zu den Himmelsrichtungen habe ich ein kleines Rätsel für Sie: Jemandes Mutter hat vier Kinder. Die drei Söhne heißen Nord, Ost und Süd. Auch die Tochter hat einen seltsamen Namen – nennen Sie ihn!

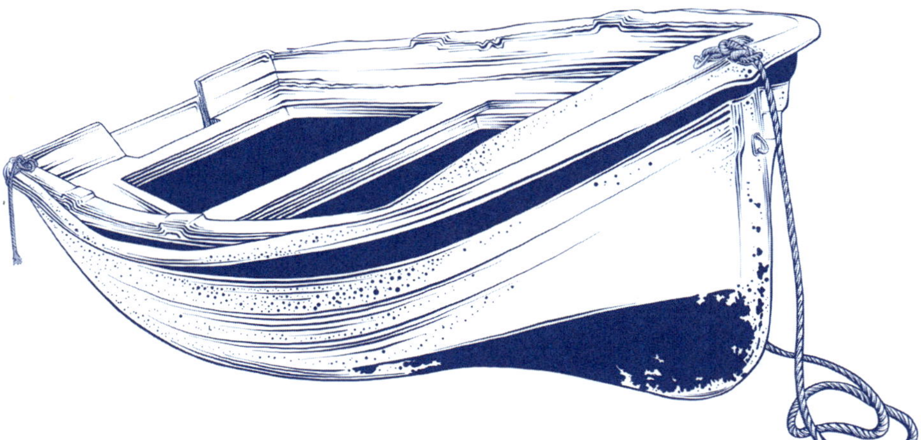

MAUER MIT WAS DRUM HERUM

So ein Mist, eine Mauer! Da müssen wir hinüberklettern. Lassen Sie uns zuvor aber eine kleine Pause einlegen. Das Gehen bei diesen hohen Temperaturen strengt ja doch ein bisschen an.

Wollen Sie, während wir uns hier ins Gras setzen, eine kleine Gedächtnisübung mit mir machen? Dann können Sie sich vielleicht auch irgendwann mal ganze Schatzkarten einprägen. Schauen Sie sich die Szene mit der Mauer eine Minute lang genau an und decken Sie sie dann ab!

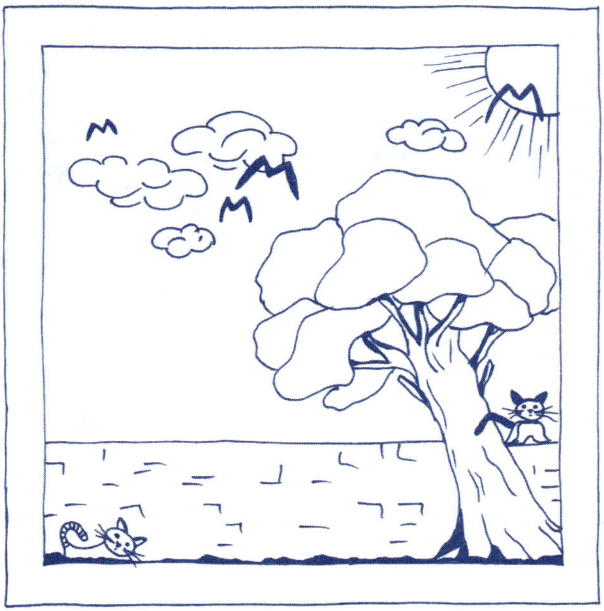

Konnten Sie sich alle Details einprägen? Dann beantworten Sie nun die folgenden Fragen:

1. Zu welcher Seite neigt sich der Baum? ____________________
2. Wie viele Wolken stehen am Himmel? ____________________
3. Auf welcher Seite scheint die Sonne? ____________________
4. Wie viele Vögel befinden sich vor der Sonne? ____________________
5. Welche der beiden Katzen hat einen gestreiften Schwanz? ____________________

ZAHLEN ZEIGEN DEN WEG

Nun wird die Gegend doch etwas einsamer und es gibt keine befestigten Wege mehr. Zeichnen Sie eine durchgehende Linie von der 1 links oben bis zur 39 rechts unten, um den Weg zu erhalten, den wir beschreiten müssen, um zum Schatz zu gelangen. Eine »kleine« Schwierigkeit gibt es dabei: Der Weg soll alle Zahlen von 1 bis 39 genau einmal enthalten, die Reihenfolge der Zahlen spielt dabei keine Rolle.

1	29	18	27	20	16	24	2	33	16
3	22	23	29	35	11	23	36	35	3
32	5	12	20	4	20	32	4	20	4
3	20	31	30	19	7	16	3	15	2
30	1	7	2	16	38	26	8	16	31
36	13	37	32	34	15	24	9	34	26
23	27	23	10	19	13	35	15	36	34
6	5	22	21	30	14	2	16	28	9
37	13	2	7	2	21	38	17	6	4
4	2	36	12	33	30	33	21	11	25
8	29	31	14	32	6	28	27	6	21
34	7	13	32	25	17	4	3	30	39

DER PLATZ MIT DEM SCHATZ

Hier müsste der Piratenschatz irgendwo vergraben sein, aber leider ist der Boden überall mit Gestrüpp bedeckt. Wir müssen uns einen Weg zu der Stelle bahnen, an der dieser Piratenschatz vergraben sein soll. Zeichnen Sie dazu waagerechte oder senkrechte Pfeile in die leeren Felder ein, und zwar so, dass alle Pfeile einen Weg zum Schatz weisen, ganz egal in welchem Feld man beginnt. In keinem der stark umrahmten Bereiche darf die gleiche Pfeilrichtung mehrfach vorkommen.

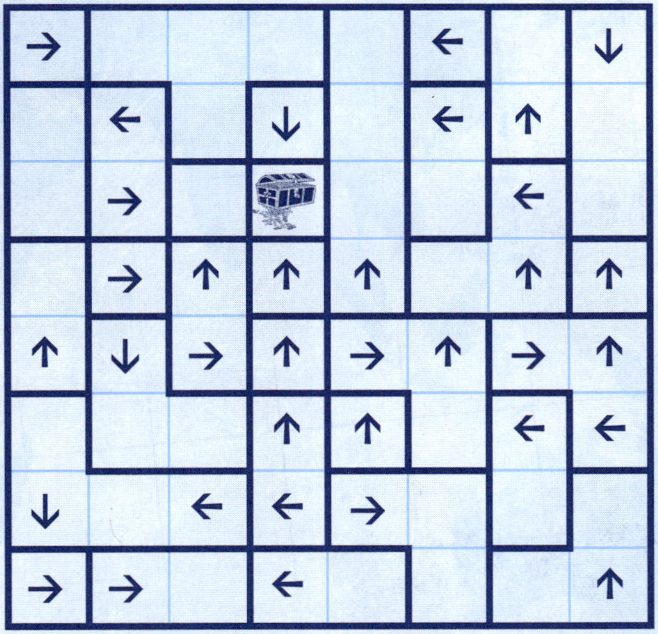

DOPPELTER SCHATZ

Ja, das ist die Stelle! Mein Metalldetektor zeigt eine große Menge Metall an. Wir haben den Piratenschatz gefunden. Was sollen wir jetzt machen? Halbe-halbe? Oder positionieren wir den mitgebrachten GPS-Tracker hier, damit Herrn Q.'s Spezialkommando anrücken und den Schatz heben kann?

Schon gut, schon gut! Ich dachte mir bereits, dass Sie eine ehrliche Haut sind. Wir wollen uns den Piratenschatz wenigstens einmal vorstellen. Das linke Bild zeigt meine Vorstellung von dem Schatz, das rechte Bild die Ihre. Aber Moment! Unsere Bilder von dem Piratenschatz sind ja identisch – bis auf ein winziges Detail. Finden Sie heraus, in welchem Detail sich das rechte Bild vom linken Bild unterscheidet? Schauen Sie genau hin!

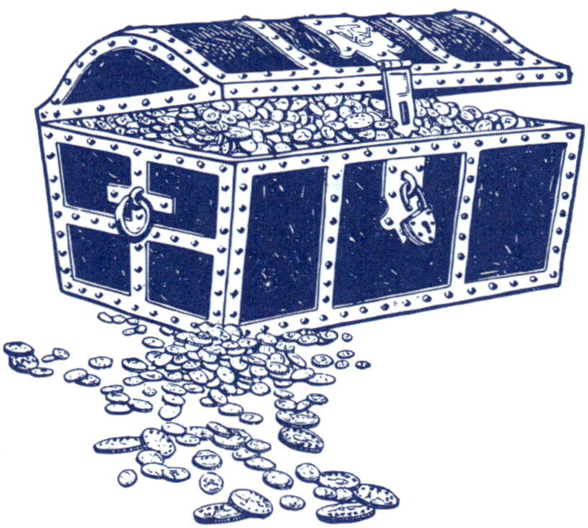

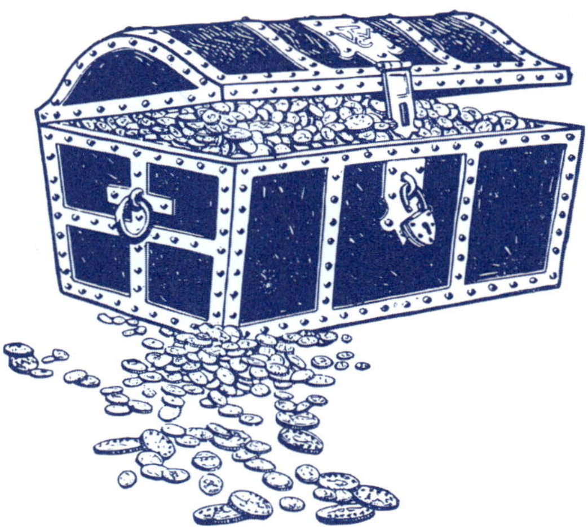

WEITERE ANWEISUNGEN VON HERRN Q.

»Ja, Herr Q., ich bin's, Maria, Ihre Agentin 006. Wir haben den Piratenschatz gefunden und den GPS-Tracker an Ort und Stelle aktiviert. Sie können das Spezialkommando nun losschicken.«

»Das ist ja ganz famos! Ein großes Kompliment Ihnen beiden! Verhalten Sie sich unauffällig und nehmen Sie weiter an der Kreuzfahrt teil. Wenn Sie die Azoren erreichen, geht es vom Flughafen Ponta Delgada zurück nach Barcelona. Bis bald!«

¡Maravilloso! Ein Lob von Herrn Q. – das ist ja fast so viel wert wie ein Piratenschatz. Sie haben Herrn Q. gehört. Es geht zurück auf die Costa DIVA! Zur Erinnerung an unser kleines Abenteuer möchte ich am Strand von Porto Santo noch ein paar Muscheln sammeln. Helfen Sie mir beim Sortieren?

Trennen Sie die Muscheln und Meeresschnecken mit zwei geraden Linien so, dass sich in jedem Drittel die gleichen Meerestiere befinden!

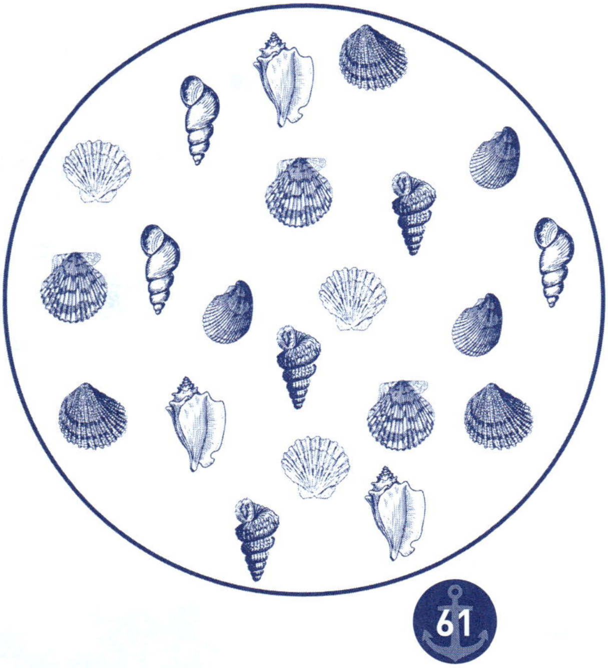

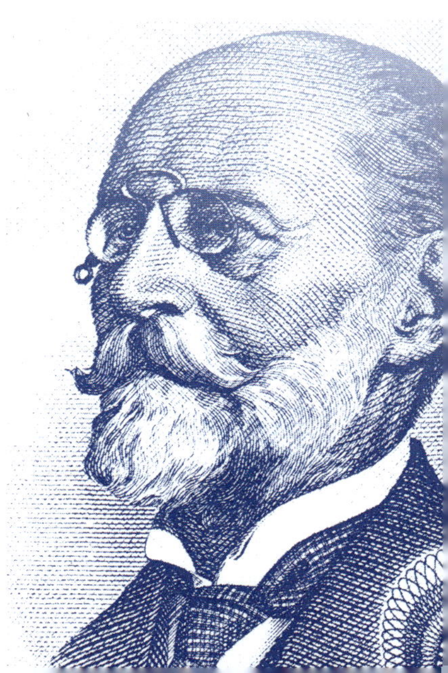

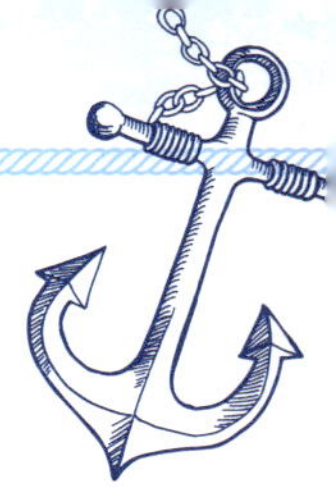

ZU DEN AZOREN

Sehr verehrte Passagiere, hier spricht Ihr wunderbarer Kapitän Sascha Silberrauch! Nach den herrlichen Tagen auf der Inselgruppe Madeira werden wir als Nächstes die Azoren anlaufen, eine weitere portugiesische Inselgruppe oder genauer gesagt: eine Gruppe dreier Inselgruppen.

Für das Gala-Dinner heute Abend ist noch ein Platz am Kapitänstisch frei, dieser wird verlost. Teilen Sie bitte unserer bezaubernden Chefhostess Bettina Fürst bis 15 Uhr mit, welche Zahl von 1 bis 10 anstelle des Fragezeichens stehen muss, dann kommt bei korrekter Antwort Ihr Name in den Lostopf. Und übersehen Sie nicht die Zahl in der Mitte des Steuerrads!

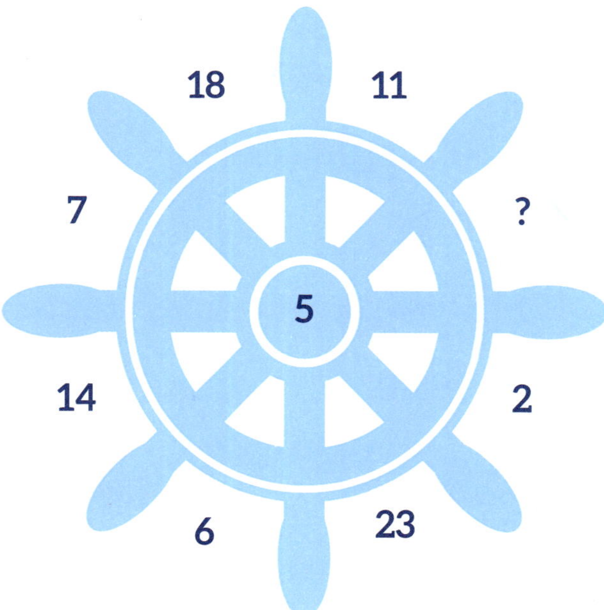

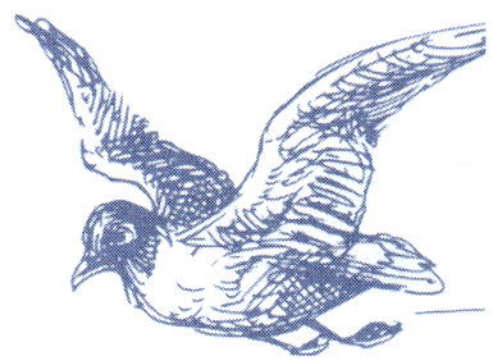

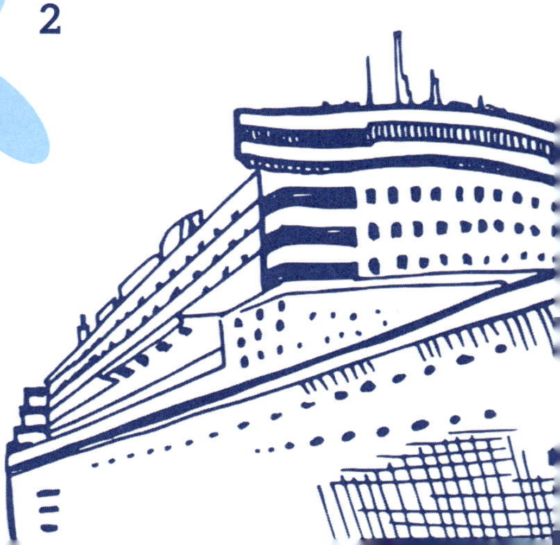

FLORES

¡Hasta luego! Es hat mich wirklich sehr gefreut, Sie kennenzulernen und mit Ihnen dieses Abenteuer zu bestehen. Ich werde noch einige entspannte Tage abseits des Massentourismus auf den Azoren verbringen, während Sie schon zu Ihrem nächsten Abenteuer gerufen werden. Am liebsten würde ich Ihnen zum Abschied Blumen schenken. Doch stattdessen schenke ich Ihnen ein Rätsel mit FLORES – das ist das spanische Wort für Blumen und auch eine der Azoren-Inseln wird so genannt.

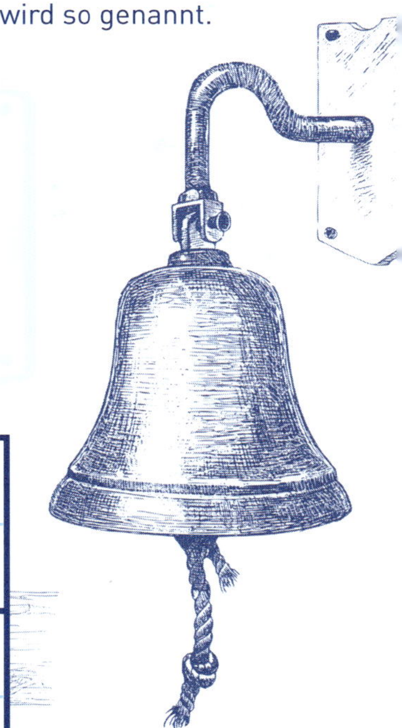

Füllen Sie die leeren Felder so aus, dass die Buchstaben des Wortes FLORES in jeder Reihe, in jeder Spalte und in jedem Bereich aus sechs Feldern stehen!

		S	R		
R		L	F	O	
		O	E		
F					R
			S	E	

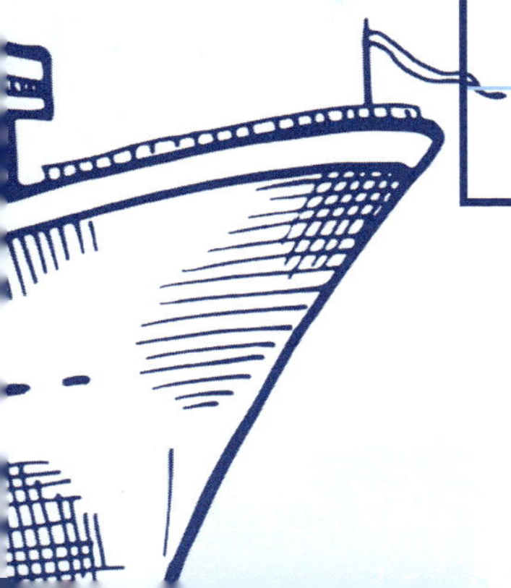

VIER SÖHNE UND EIN FLUGHAFEN

Sie fliegen auch vom Flughafen Ponta Delgada nach Barcelona? Ich und meine vier Söhne ebenso. Mein Mann erwartet uns dort am Flughafen. Darf ich Ihnen meine vier Söhne vorstellen?

- Ben ist nicht blond.
- Jim ist fünf Jahre alt.
- Tom sitzt zwischen Ben und Tim.
- Der Junge mit dem gelben T-Shirt hat braune Haare.
- Zwischen dem 11-Jährigen und dem 13-Jährigen sitzt ein 8-jähriger Junge.
- Ben hat kein blaues T-Shirt an.
- Jim sitzt ganz rechts, aber nicht neben Tim.
- Tim hat ein rotes T-Shirt an und ist schwarzhaarig.
- Der Junge mit dem grünen T-Shirt ist 13 Jahre alt.
- Jim hat ein gelbes T-Shirt an.
- Tim ist elf Jahre alt.

Alles verstanden? Dann sagen Sie mir: Welcher meiner Söhne, die alle eine unterschiedliche Haarfarbe haben, hat rote Haare? Tragen Sie doch einfach in die Tabelle ein, was Sie wissen!

Name				
Alter				
Haarfarbe				
T-Shirt-Farbe				

KAPITEL 3

DIE DRITTE KREUZFAHRT ODER: »AB DIE POST AUF DEN HURTIGRUTEN«

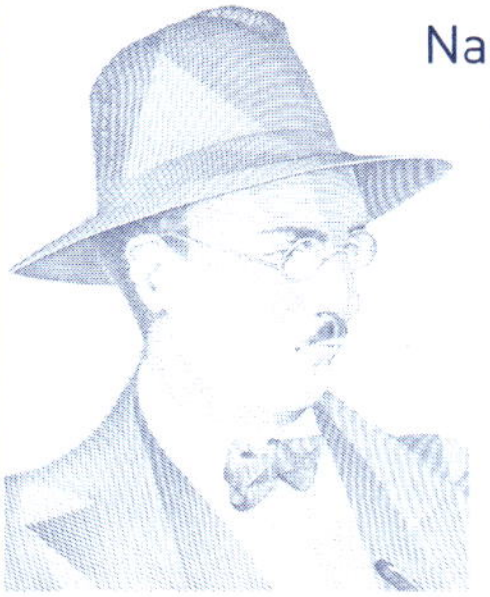

Nachdem Sie Ihre ersten beiden Kreuzfahrten in wärmere Gefilde führten, geht es nun auf den Hurtigruten in Richtung Norden. Diesmal überreiche ich Ihnen einen besonders großen Umschlag mit dem Spezialauftrag von Herrn Q. Wenn ich es richtig verstanden habe, sind in ihm noch weitere Umschläge enthalten. Sie werden dies ja dann auf Ihrer Kabine sehen. Bis bald und ahoi!

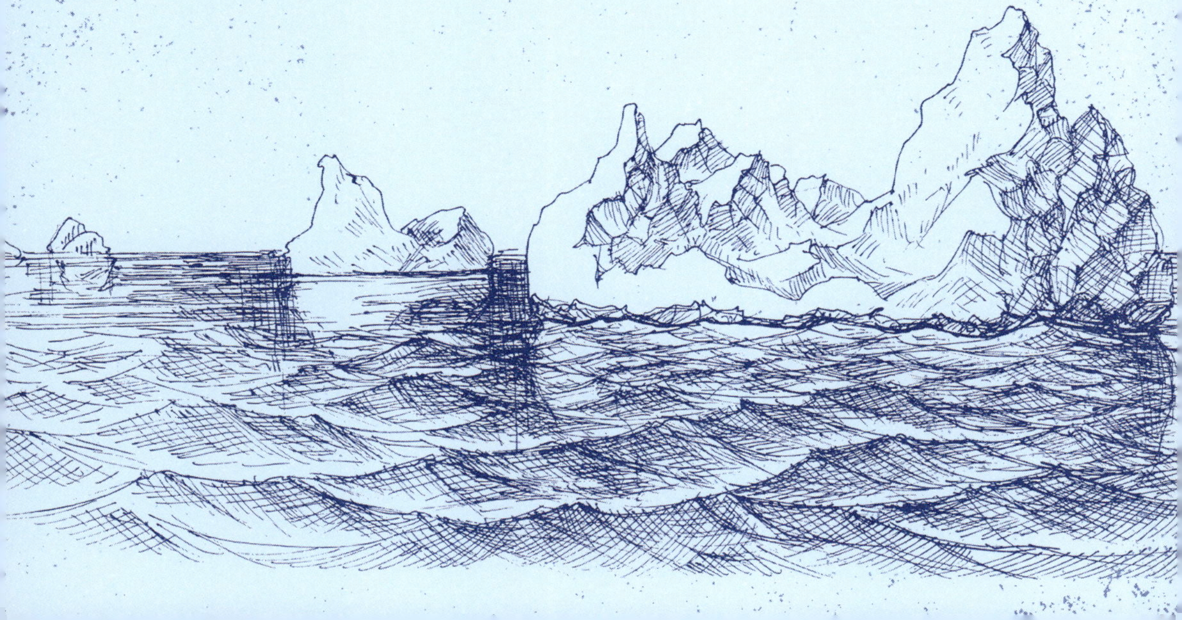

IRRPFAD ZUR KABINE

God dag! Ja, das ist Norwegisch für »Guten Tag!«. Wer hätte das gedacht. Ich freue mich immer, bekannte Gesichter auf der Costa DIVA zu sehen. Ziehen Sie sich auf dieser Fahrt warm an! Wenn Sie Fragen haben, wenden Sie sich wie immer an Ihre Bettina Fürst!

Ihre Kabinennummer? Oh, diese ist mir im Moment entfallen. Sie befindet sich aber auf dem Gang, den Sie hier auf dem Plan sehen. Gehen Sie vom Startpunkt aus fünf Schritte nach vorn. Drehen Sie sich dann um 90 Grad nach rechts und gehen Sie erneut fünf Schritte. Dann drehen Sie sich um 90 Grad nach links und gehen neun Schritte. Ach, nein, das war verkehrt: Drehen Sie sich um 180 Grad und gehen Sie drei Schritte zurück. Jetzt drehen Sie sich um 90 Grad nach rechts und gehen sieben Schritte. Drehen Sie sich wieder um 90 Grad nach rechts und gehen Sie 17 Schritte. Ups, wieder verkehrt: Drehen Sie sich um 180 Grad und gehen Sie fünf Schritte. Zu guter Letzt drehen Sie sich um 90 Grad nach links und gehen acht Schritte. Schon stehen Sie vor Ihrer Kabinentür! Wie also lautet Ihre Kabinennummer?

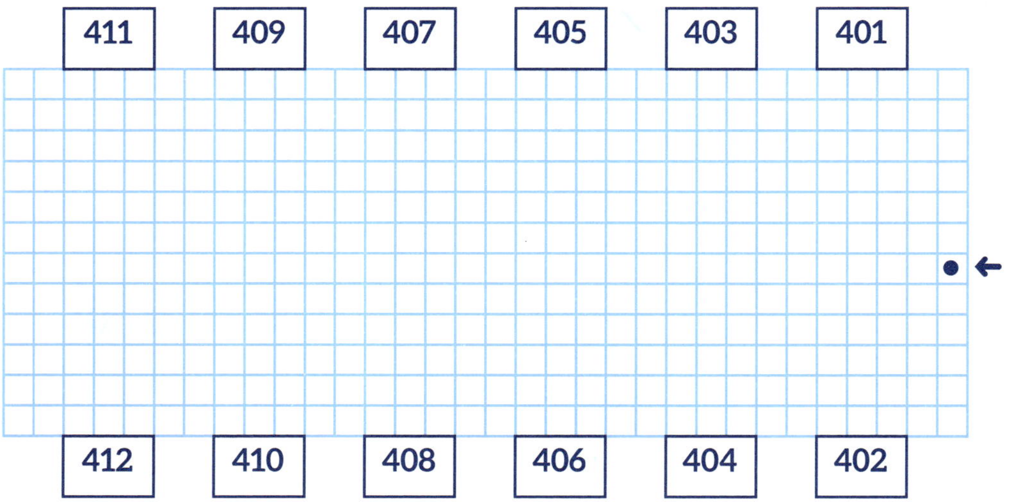

AUFWÄRMRÄTSEL

Nachdem Sie bei der ersten Kreuzfahrt einen kleinen Krimi erlebt haben und bei Ihrer zweiten Kreuzfahrt auf Schatzsuche gingen, habe ich auf den Hurtigruten einen ganz entspannenden Auftrag für Sie: Von Bergen bis nach Kirkenes schippern Sie gemütlich entlang der norwegischen Küste und übergeben an sechs Stationen jeweils eine Einladung an einen berühmten Professor. Die sechs Umschläge mit den Namen und Adressen der Professoren finden Sie hier im Kuvert mit meiner Botschaft. Behandeln Sie die Schreiben vertraulich und übergeben Sie diese nur persönlich! Es handelt sich um Einladungen zu einer geheimen Sondersitzung des SCIENTIA.

Q.

PS: Damit Ihre logischen Fähigkeiten auf der Reise nicht einfrieren: Legen Sie in dieser Figur zwei Streichhölzer so um, dass drei gleichseitige Dreiecke entstehen!

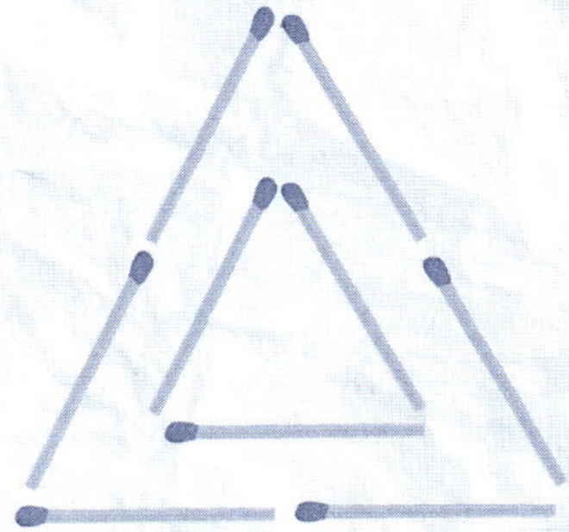

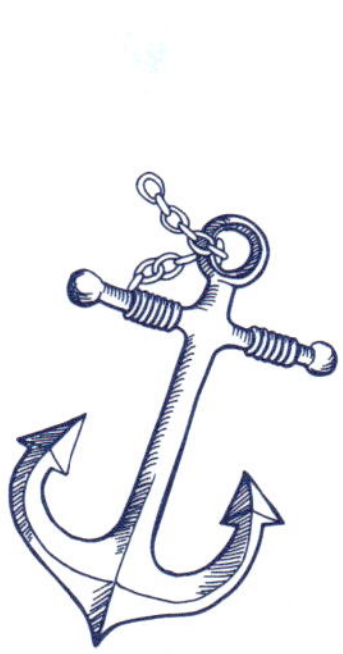

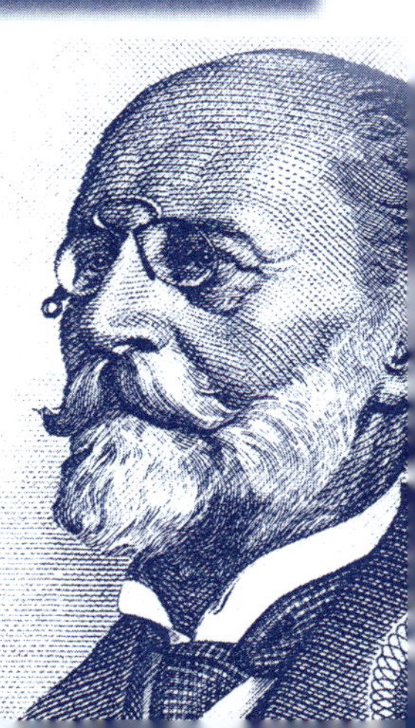

BERGEN UND MEHR

Sehr verehrte Passagiere, hier spricht Ihr lieber Kapitän Sascha Silberrauch! Die Costa DIVA führt Sie dieses Mal auf den Hurtigruten 2700 Kilometer an der norwegischen Küste entlang. Packen Sie sich in warme Daunen ein! Heißer Tee wird von unserem Chefsteward Igor Korsakoff rund um die Uhr bereitgestellt. Bei Erkältungskrankheiten wenden Sie sich jederzeit an unseren Schiffsarzt Dr. Joachim Bär. Doch nun wünsche ich Ihnen erst einmal eine schöne und hustenfreie Zeit auf der Costa DIVA!

Nun werden wir damit beginnen, die Costa DIVA aus dem Hafen von Bergen zu manövrieren. Auf dem Plan können Sie nun aufzeichnen, wie ich zu fahren habe. Die Costa DIVA liegt links unten, der Ausgang des Hafens rechts oben. Zeichnen Sie ein durchgehendes Band ein, um die beiden Felder zu verbinden. Das Band darf sich dabei nicht selbst berühren. An den Rändern ist angegeben, wie viele Felder in einer Reihe oder Spalte dazu gefüllt werden müssen.

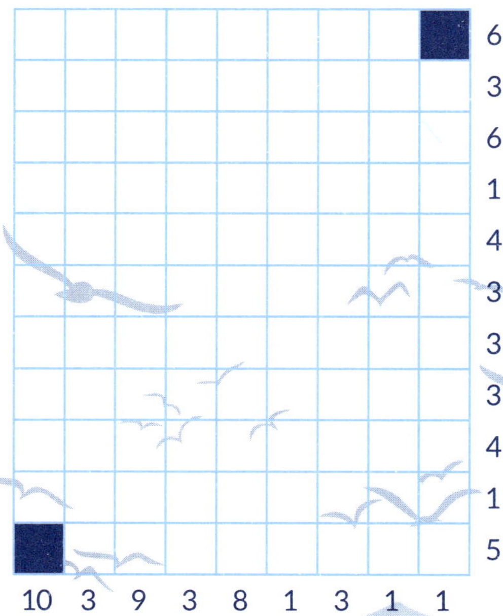

RICHTUNG NORD ZUM FJORD

Hallo, ich bin Igor Korsakoff, der Chefsteward hier an Bord. Wenn Sie irgendwelche Wünsche haben, lassen Sie es mich wissen. Übrigens passiert die Costa DIVA gerade den Sognefjord, etwa 80 Kilometer nördlich von Bergen. Ein Fjord ist, wie Sie sicher wissen, ein Meeresarm, der sehr weit ins Festland hineinreicht – Norwegen ist bekannt für seine vielen Fjorde.

Richtig, auch die norwegische Hauptstadt Oslo liegt an einem Fjord, nämlich dem Oslofjord. Aber in einer ganz anderen Ecke Norwegens. Da führen die Hurtigruten nicht entlang. Aber zählen Sie dafür doch einmal, wie oft Oslo – zusammenhängend und von links nach rechts geschrieben – in diesem Buchstabensalat vorkommt!

OLSOLOSLLSOSLOOLSOOOSLLSSOOSLOOSSLOSOLSOSLOSO
OLLSOSOSLOSLOOSLOSSOOSLOSLLOSLOSOLSOSOLOSOLS
OLSOSLOOSLOSLOSOSOLSOOOSLOSOSLOOOSLSSOLSOSLSOS
OLSOSLOOOSLSOLSOOSLOOSLOSOOSL

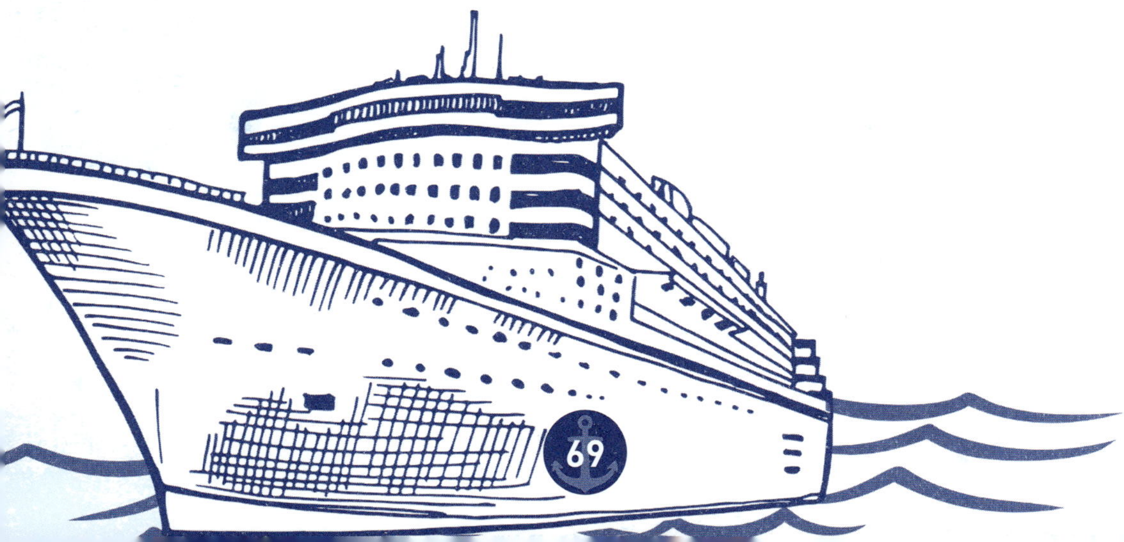

SEEFAHRER AUS ÅLESUND

Ja, ich bin Professor Gulbrandsen aus Ålesund. Eine Einladung zu einer geheimen Sondersitzung des SCIENTIA haben Sie dabei? Herr Q. hat Sie geschickt? Na, dann treten Sie doch bitte in mein Haus ein und trinken eine Tasse Kaffee mit mir! Sie wundern sich, dass es hier in Ålesund so viele Jugendstil-Gebäude gibt? Nun, das liegt einfach daran, dass die Innenstadt von Ålesund im Jahr 1904 fast vollständig abbrannte – und die Häuser wurden dann im Jugendstil neu aufgebaut.

Hier in Ålesund wurde ein Seefahrer geboren, der 1904 – nur wenige Monate nach dem Städtebrand von Ålesund – in einem kleinen Segelboot den Atlantik überquerte. Ordnen Sie die Buchstaben vom größten zum kleinsten, um den Namen des Seefahrers herauszufinden!

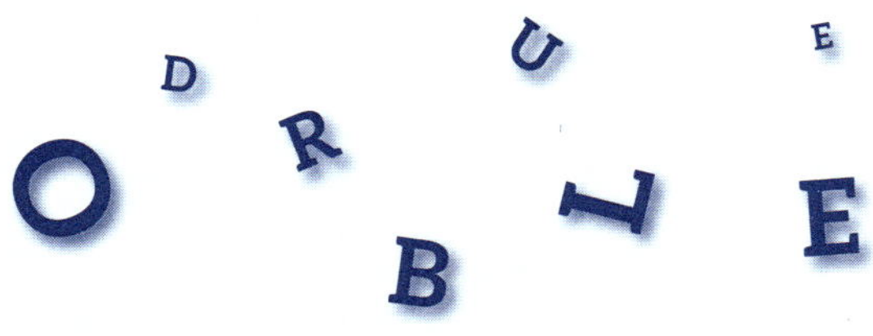

DAS TATTOO DES CHEFSTEWARDS

Hat es Ihnen in Ålesund gefallen? Morgen werden wir dann in Trondheim anlegen.

Ob Sie mich etwas Privates fragen dürfen? Selbstverständlich! Als Chefsteward stehe ich Ihnen gern Rede und Antwort.

Ach so, Sie interessieren sich für mein Tattoo am Unterarm. Es zeigt einen nautischen Stern. Für mich als Seemann repräsentiert er meinen Leitstern, an dem ich mich orientieren kann. Und die Zahlen? Wissen Sie, ich habe so einen Mathe-Tick. Aber eine Zahl fehlt noch, die muss der Tätowierer noch stechen. Wissen Sie, um welche Zahl es sich da handelt?

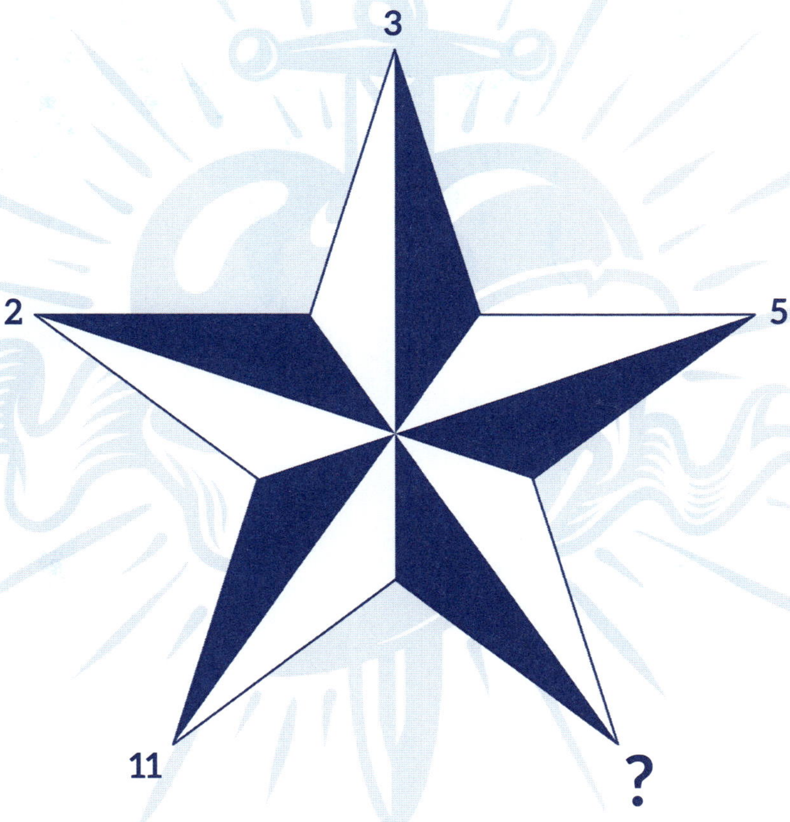

STUDIERENDE IN TRONDHEIM

Exakt, ich bin Professor Haugen, da sind Sie goldrichtig bei mir. Nur herein in die gute Stube! Ich freue mich immer, wenn ich eine Nachricht des SCIENTIA erhalte. Hatten Sie schon Zeit, sich ein wenig in Trondheim umzusehen? Setzen Sie sich doch! Möchten Sie ein wenig in der neuesten Ausgabe der Adresseavisen blättern? Das ist Norwegens älteste Tageszeitung.

Da ist zum Beispiel ein interessanter Artikel über die Technisch-Naturwissenschaftliche Universität Norwegens drin, die in Trondheim ihren Sitz hat. Von den rund 42 000 Studierenden sollen rund 3360 aus dem Ausland stammen.

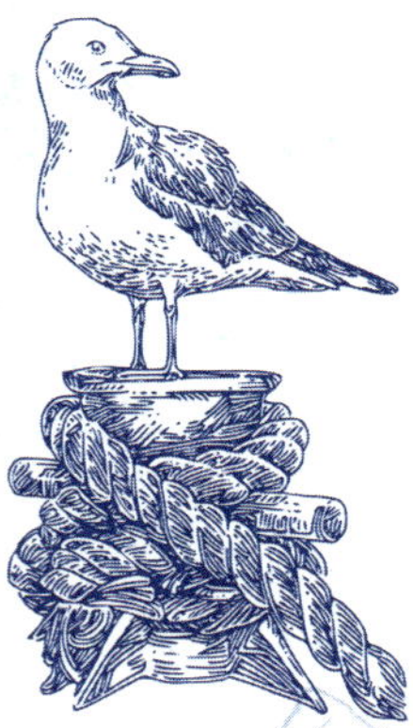

Sie können mir doch sicherlich sagen, wie hoch der prozentuale Anteil ausländischer Studierender ist? Gesucht ist eine ganze Prozentzahl.

HERUMGEEIERT

Guten Morgen! Gestatten Sie mir eine kurze Frage? Sie wissen ja schon, dass ich, Ludvig Andersson, der Chefkoch auf der Costa DIVA bin. Nun wollte ich Sie ganz kurz fragen, während Sie hier beim Frühstück sitzen, ob die Frühstückseier so sind, wie Sie sie wünschen? Nicht zu hart, nicht zu weich? Und vor allen Dingen: Sind es genug? Zählen Sie doch mal die Eier am Büfett! Diese sind allerdings etwas durcheinandergeraten.

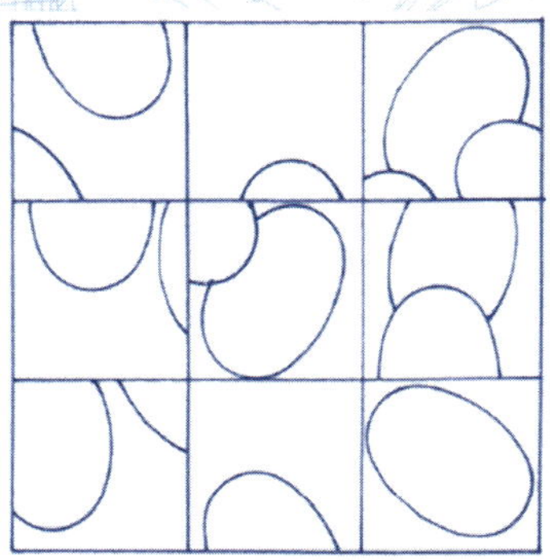

LINIEN AUF DEN LOFOTEN

Soso, auf den Hurtigruten reisen Sie und bringen mir eine geheime Einladung des SCIENTIA? Es ist schon richtig, ich bin Professor Abrahamsen. Aber ich bin schon lange emeritiert, forsche nur noch privat. Deshalb habe ich mich nach Stamsund auf den Lofoten zurückgezogen, einer verschlafenen norwegischen Inselgruppe. Nur ein bisschen kalt ist es hier oben am Polarkreis.

Lassen Sie uns einige Inseln der Lofoten miteinander verbinden. Zeichnen Sie waagerechte und senkrechte Linien zwischen den Inseln, sodass zum Schluss alle Inseln miteinander verbunden sind. Die Zahlen auf den Inseln geben an, wie viele Verbindungslinien zu der Insel führen. Zwischen zwei Inseln dürfen jeweils höchstens zwei Verbindungslinien gezogen werden. Die Verbindungslinien dürfen sich nicht kreuzen.

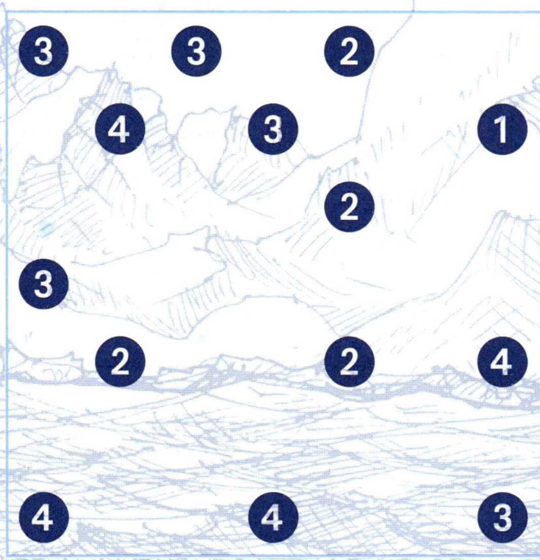

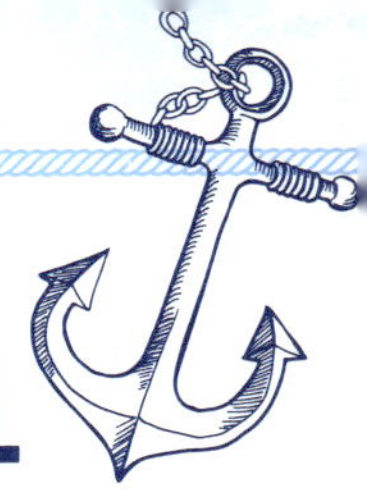

STERNBILD AM NORDHIMMEL

Sehr verehrte Passagiere, hier spricht Ihr allerbester Kapitän Sascha Silberrauch! Wir bewegen uns auf den Hurtigruten noch weiter nördlich. Morgen werden wir Harstad erreichen. Ach, noch etwas: Werfen Sie heute unbedingt einen Blick auf den klaren Nachthimmel! Ein Sternbild ist besonders gut sichtbar.

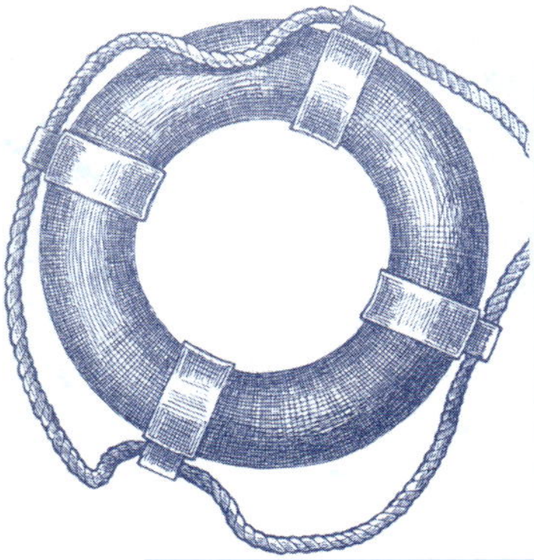

Schwärzen Sie alle Felder mit Zahlen, die nicht durch 3 teilbar sind, um das Sternbild zu erkennen! Eine Zahl ist dann durch 3 teilbar, wenn ihre Quersumme durch 3 teilbar ist.

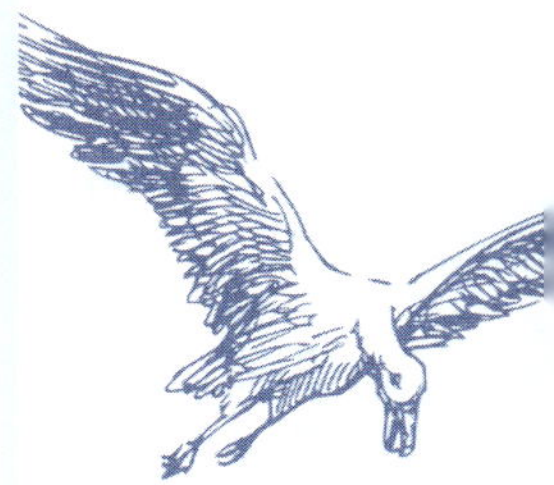

39	189	120	132	54	105	90	285	36	177	66	180	15
159	264	27	237	156	261	12	174	144	111	78	288	147
102	57	282	11	192	75	216	51	195	3	234	48	213
219	153	87	129	279	170	123	210	63	270	93	231	291
112	240	6	186	72	117	207	233	150	30	135	18	16
249	126	246	99	204	258	33	162	267	96	228	114	69
24	252	42	222	9	141	276	108	232	183	45	85	165
171	201	243	84	225	168	60	255	138	198	21	273	81

DUNKLE WOLKEN IN HARSTAD

Ja, ich bin Professor Dahl. Was wollen Sie überbringen ... eine Einladung des SCIENTIA? Na, von mir aus! Wissen Sie, ich habe die Einsamkeit und Kälte in diesem Kaff so satt. Aber Harstad ist nun mal das Zentrum der norwegischen Erdölförderung, und deshalb braucht man clevere Köpfe wie mich.

Okay, sagen Sie den SCIENTIA-Leuten, dass ich an der geheimen Sondersitzung teilnehme. Dann komme ich hier wenigstens mal raus! Bäh, zu allem Überfluss wird es wohl auch bald zu schneien beginnen. Sehen Sie die dunklen Wolken am Himmel? Nicht? Dann schwärzen Sie die Felder, sodass die Zahlen an den Rändern angeben, wie viele Felder jeweils in einer Reihe oder Spalte geschwärzt sind. Die auf diese Weise entstehenden Wolken sind rechteckig und berühren sich nicht. Die Höhe und Breite jeder Wolke umfasst mindestens zwei Felder. Eine Wolke ist als Beispiel bereits eingezeichnet.

								0
					■	■	■	3
					■	■	■	5
								2
								2
								5
								5
								3
								3
								3
3	3	5	2	0	7	7	4	

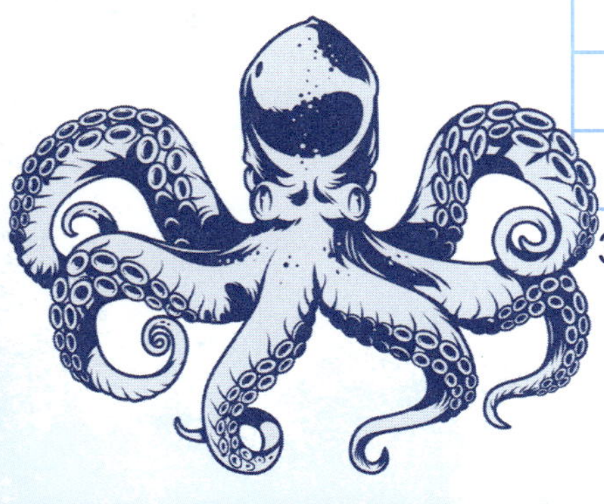

ES SCHNEIT

Nun sehen Sie sich mal an, wie es da draußen schneit! Soll ich Ihnen einen steifen Grog auf die Kabine bringen? Als Chefsteward der Costa DIVA ist es schließlich meine Pflicht, die Passagiere rundum zu verwöhnen. Der steife Grog wird Sie von innen aufheizen, aber Ihren Norwegerpulli sollten Sie heute in jedem Fall trotzdem anbehalten.

Sehen Sie mal, wie verschieden die Schneeflocken aussehen. Alle Schneeflocken kommen in gleicher Anzahl vor – bis auf eine! Welche Schneeflocke kommt häufiger oder seltener vor als die anderen?

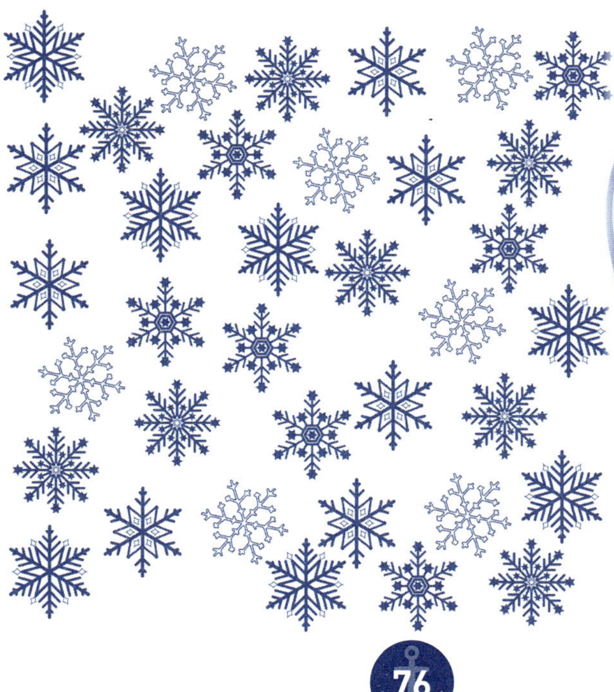

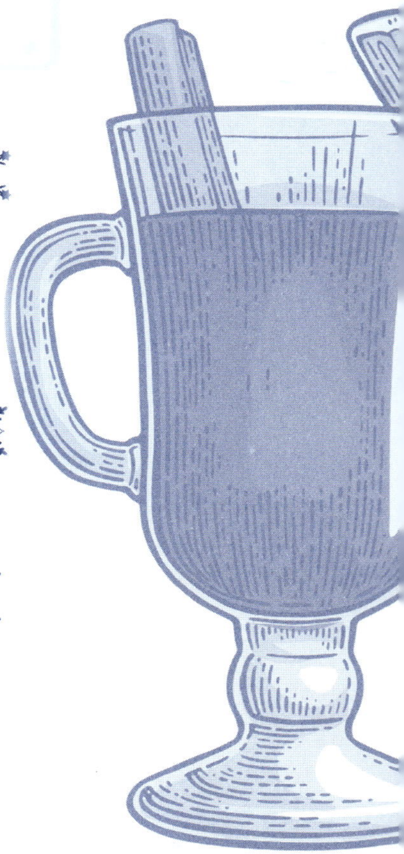

HAMMERFEST UND EINE SKIZZE

Eine Einladung des SCIENTIA an mich, Professor Haakonsson? Das ist mir eine große Ehre! Der SCIENTIA ist mein zweitliebster Klub, gleich nach dem Isbjørnklubben, dem Eisbärenklub, der in Hammerfest ansässig ist. Sie haben diesen Klub vielleicht bereits gesehen? Er liegt am Hafen, ganz in der Nähe des Hurtigruten-Anlegers.

Sie müssen schon zurück auf Ihr Schiff? Die Costa DIVA? Ach, einen schönen Gruß an den lieben Kapitän Silberrauch, den kenne ich! Zum Abschied schenke ich Ihnen noch eine kleine Skizze, die ich angefertigt habe. Leider hat sie meine Enkelin in fünf Teile zerrissen. Können Sie die fünf Teile so drehen und zusammensetzen, dass Sie erkennen, was die Skizze darstellt?

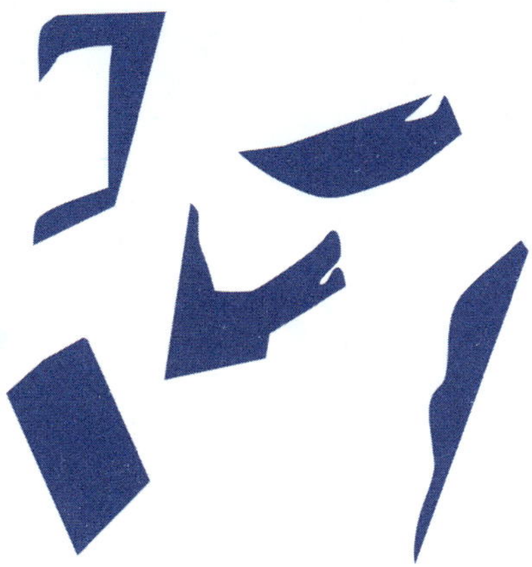

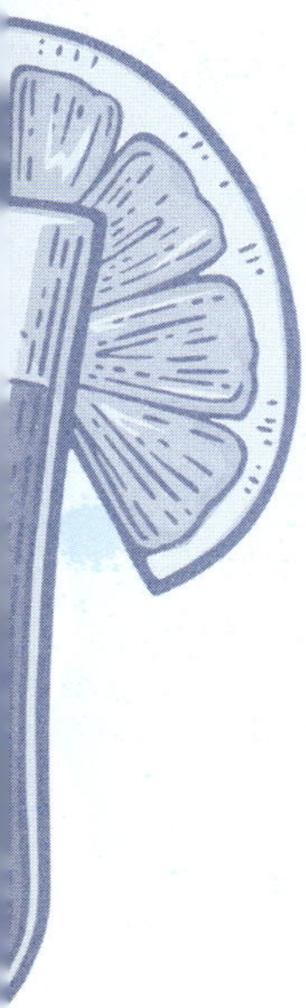

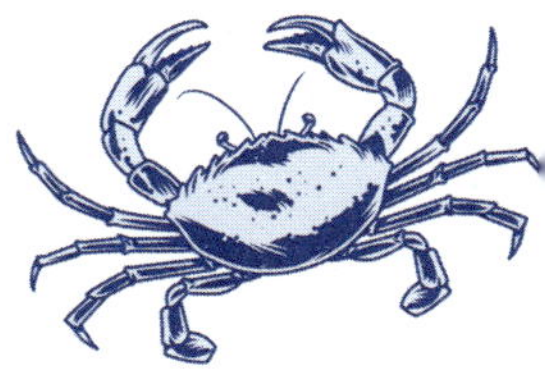

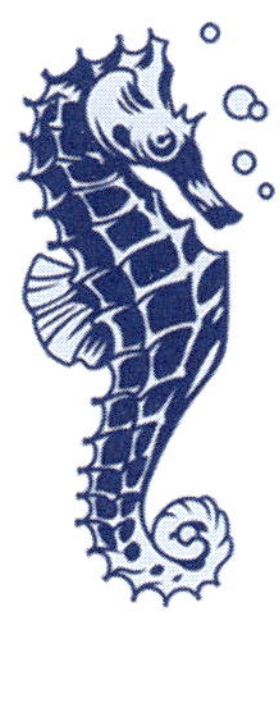

EISSCHOLLEN AM NORDKAP

Sehr verehrte Passagiere, hier spricht mit wärmenden Worten Ihr Kapitän Sascha Silberrauch! Werfen Sie doch einmal einen Blick nach Steuerbord. Wir passieren gerade das Nordkap, den nördlichsten Punkt des europäischen Festlandes. Leider schwimmen im Wasser einige Eisschollen, denen wir ausweichen müssen. Für die Costa DIVA stellt das bisschen Eis aber keine Gefahr dar.

Unter anderem haben wir ein Eisschollenwarngerät an Bord. Es zeigt an, wenn sich Eisschollen in der Nähe befinden. Jede Zahl auf dem Eisschollenwarngerät zeigt, wie viele Eisschollen sich in senkrecht, waagerecht oder diagonal angrenzenden Feldern befinden. Helfen Sie Ihrem wachsamen Käpt'n und markieren Sie sämtliche Eisschollen!

1		2		2	2		2
	2					2	
	2		3				
2		1		3		2	
2					4		1
	3		3				
2				4			1
1		3			3		2
	3			3		4	
	2		2				

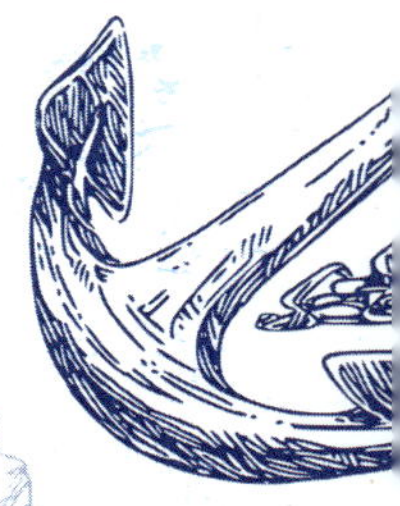

EISZAPFEN-UNGLEICHUNG

Bibber, bibber! Ganz schön kalt heute! Ich freue mich, wenn ich meine Dienste als Chefhostess der Costa DIVA bald wieder in wärmeren Gefilden ausüben darf.

Ach, schauen Sie mal! Da hat jemand an Bord eine Gleichung aus Eiszapfen gelegt. Allerdings hat er in der Gleichung einen Fehler gemacht – diese geht nicht auf. Legen Sie einen Eiszapfen um, damit die Gleichung stimmt!

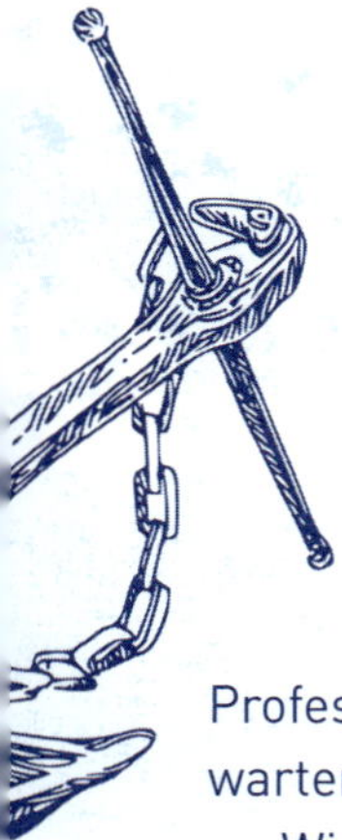

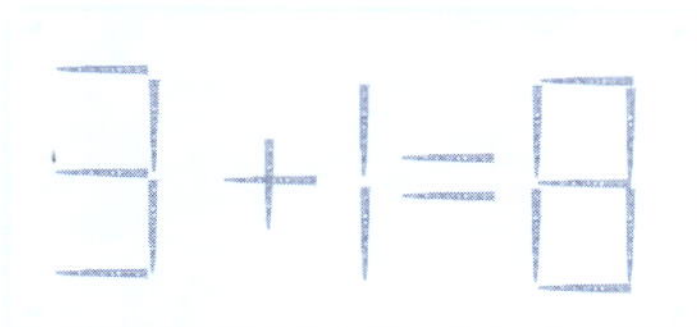

SKILÄUFER IN KIRKENES

Professor Skjeggestad hier! Sie bringen mir eine Einladung des SCIENTIA? Okay, warten Sie, ich komme vor die Tür.

Wie hat es Sie denn nach Kirkenes verschlagen? Kirkenes ist doch so eine winzige, unwirtliche Stadt mit einer Polarnacht, die gut sieben Wochen andauert. Die Menschen leben hier nur wegen des Eisenerz-Abbaus. Sonst gibt es hier nicht sonderlich viel, die Grenze zu Russland ist vielleicht noch nennenswert.

Ach so, Sie sind auf den Hurtigruten gereist. Na, das kann man schon mal machen, einmal im Leben. Was kommt dann als Nächstes? Eine Fahrt im Orientexpress?

Ups, Vorsicht, eine Gruppe Skiläufer! Komisch, die sehen alle gleich aus. Oder etwa doch nicht? Tatsächlich unterscheidet sich einer der Skiläufer von den anderen fünf. Und zwar welcher?

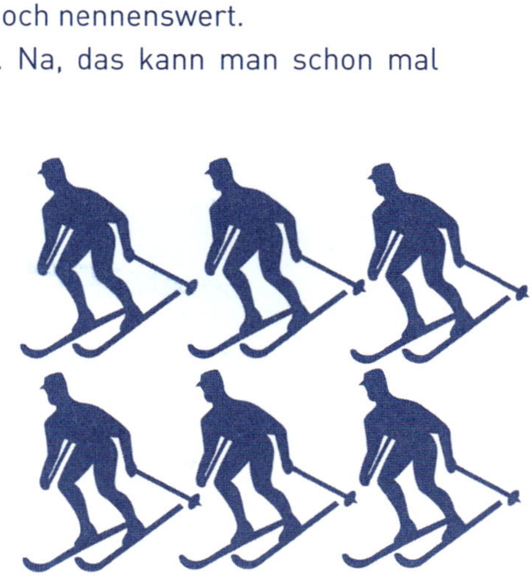

DAS SITZT

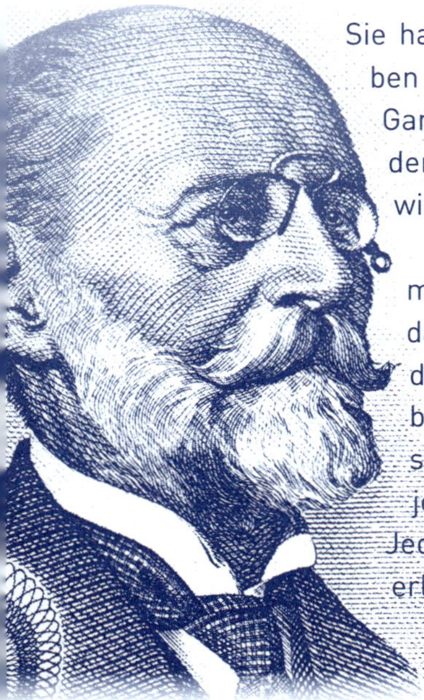

Sie haben alle Einladungen an die Herren Professoren übergeben und warten nun am Flughafen von Kirkenes auf Ihren Flug? Ganz wunderbar! Aber ein bisschen zu kalt war es Ihnen auf den Hurtigruten? Schon gut, schon gut! Die nächste Kreuzfahrt wird Sie wieder in den Süden führen.

Klar habe ich einen guten Sitz für Sie gebucht. Die Nummer des Sitzes steht in dem fett umrandeten Feld – wenn Sie das Quadrat ausgefüllt haben. Jede Reihe und jede Spalte in diesem Quadrat soll eine Kombination aus einer Zahl von 1 bis 4 und einem Buchstaben von A bis D enthalten, und zwar so, dass jeder Buchstabe und jede Zahl in jeder Reihe und jeder Spalte genau einmal vorkommen. Aber aufgepasst! Jede der 16 möglichen Kombinationen ist dabei nur einmal erlaubt.

2B	1	4	3
D			
	4	1D	C
1C		B	

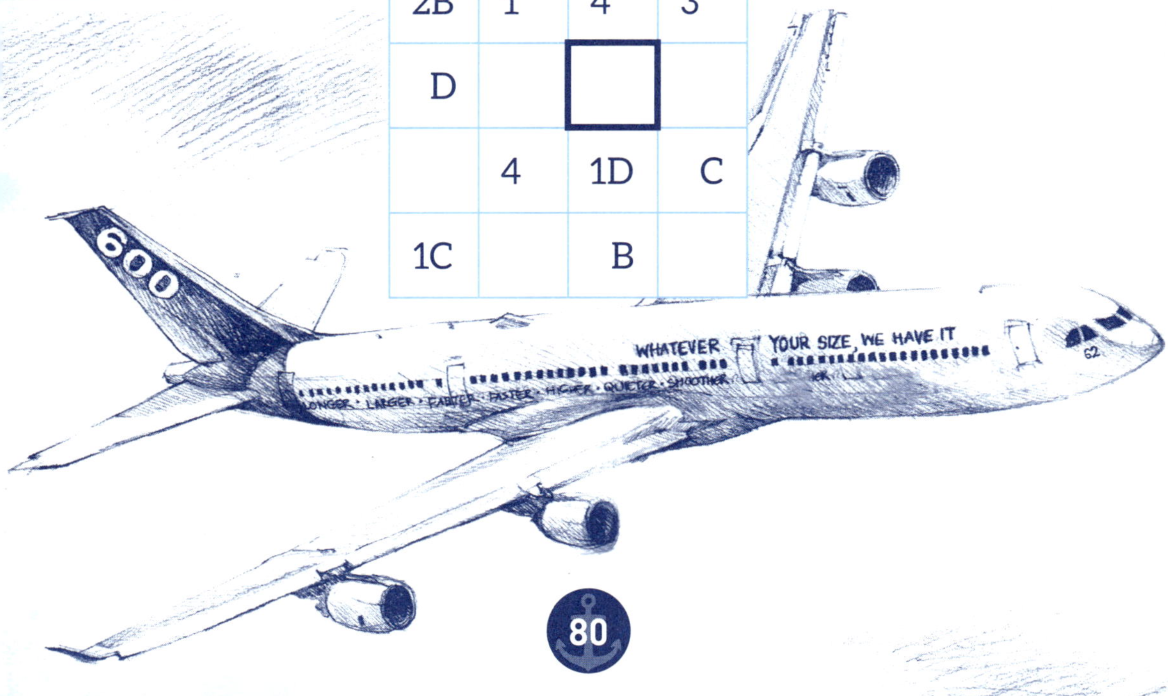

KAPITEL 4

DIE VIERTE KREUZFAHRT ODER: »GEHEIMAUFTRAG IM ÖSTLICHEN MITTELMEER«

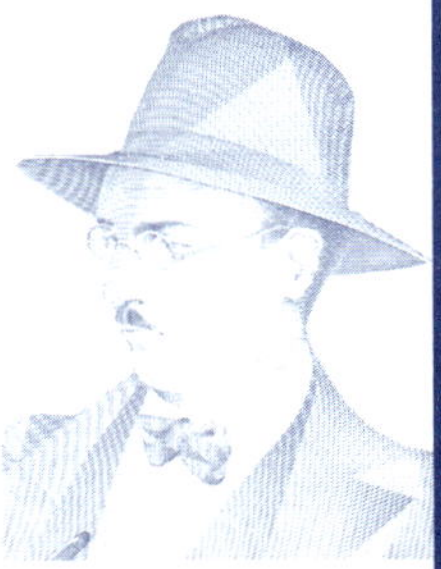

Guten Tag und auf ein Neues! Herr Q. lässt Ihnen ausrichten, dass er von Ihren geistigen Fähigkeiten äußerst beeindruckt ist. Deshalb möchte er Sie für eine weitere geheime Mission einsetzen, die Sie dieses Mal ins östliche Mittelmeer führt. Hiermit übergebe ich Ihnen den Umschlag mit dem Auftrag von Herrn Q., den Sie bitte erst in Ihrer Kabine öffnen. Bis zum Auslaufen der Costa DIVA sind aber noch ein paar Stunden Zeit. Genießen Sie also noch einen kleinen Rundgang durch Venedig! Ich werde Sie gern dabei begleiten.

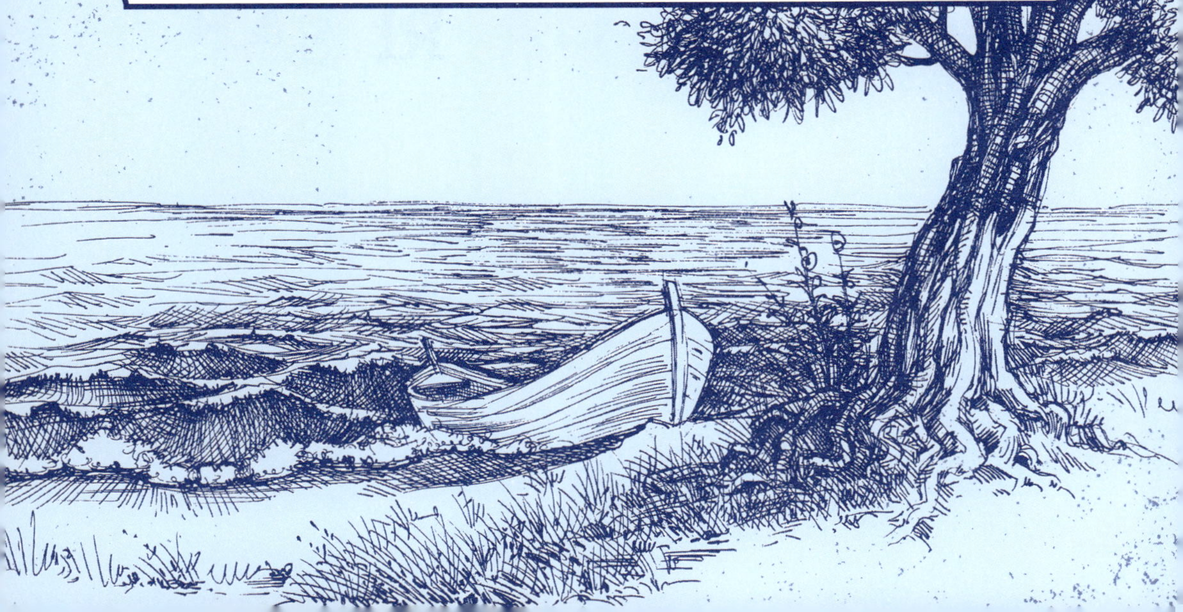

ÜBER DEN MARKUSPLATZ

Die Lagunenstadt ist durchzogen von Kanälen. Manchmal ist Venedig von Wasser überflutet, immer jedoch von Touristen. Kein Wunder, denn Venedig hat viele Schönheiten zu bieten. Gerade gehen wir über den Markusplatz, der am Canal Grande liegt, der Hauptwasserstraße Venedigs. Wunderschön und beeindruckend sind der Dogenpalast und der Markusturm – mit fast 100 Metern Höhe ist er das höchste Gebäude der Stadt.

Schön ist auch, wie die drei Gondolieri dort voller Inbrunst auf dem Canal Grande singen. Sie bieten drei bekannte italienische Lieder dar – allerdings singen die drei Gondolieri vollkommen durcheinander. Erkennen Sie dennoch, um welche italienischen Lieder es sich handelt?

SO MA NA MIO O

LU TA LE CIA RI SAN

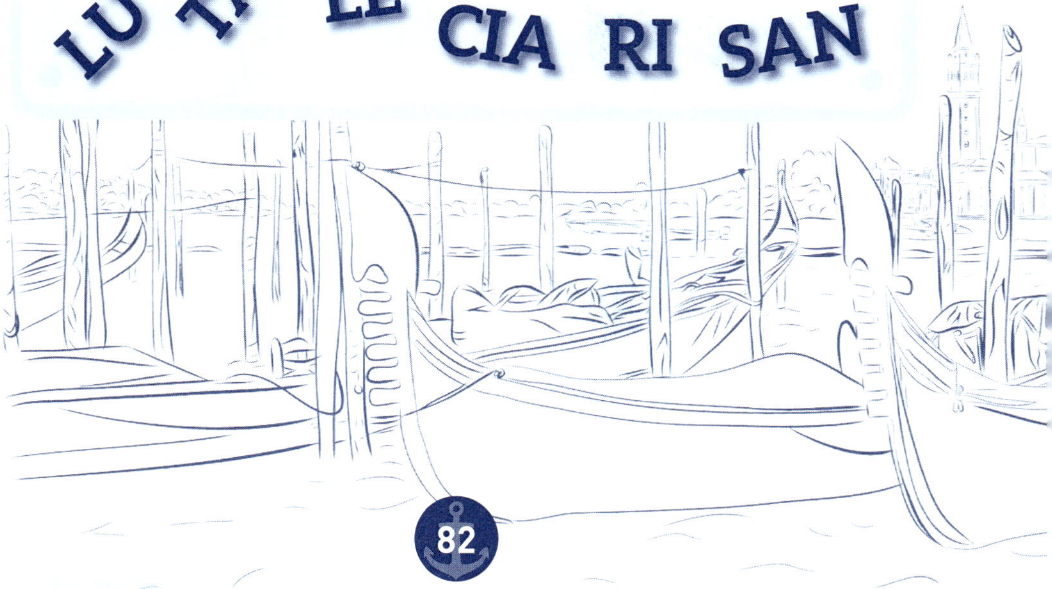

GONDELFAHRT

Wie wär's? Hätten Sie vor der Kreuzfahrt Lust auf eine kurze Gondelfahrt? Natürlich sind Sie eingeladen. Aber ohne Gesang, denn der kostet extra.

Zeichnen Sie einige Kanäle Venedigs in diesen Plan ein, indem Sie einige Felder schwärzen! Die Zahlen geben an, wie viele Felder eine Insel umfasst, die nicht geschwärzt werden soll. Ein nummeriertes Feld ist immer Teil der Insel. Verbindungen zwischen zwei Inseln sind jedoch verboten. Die geschwärzten Felder – die Kanäle – sollen zum Schluss alle miteinander verbunden sein. Quadratische Blöcke aus vier Feldern dürfen dabei nicht auftreten!

							3
		3			5		3
2							
			3				
							4
	2			2			
2						4	

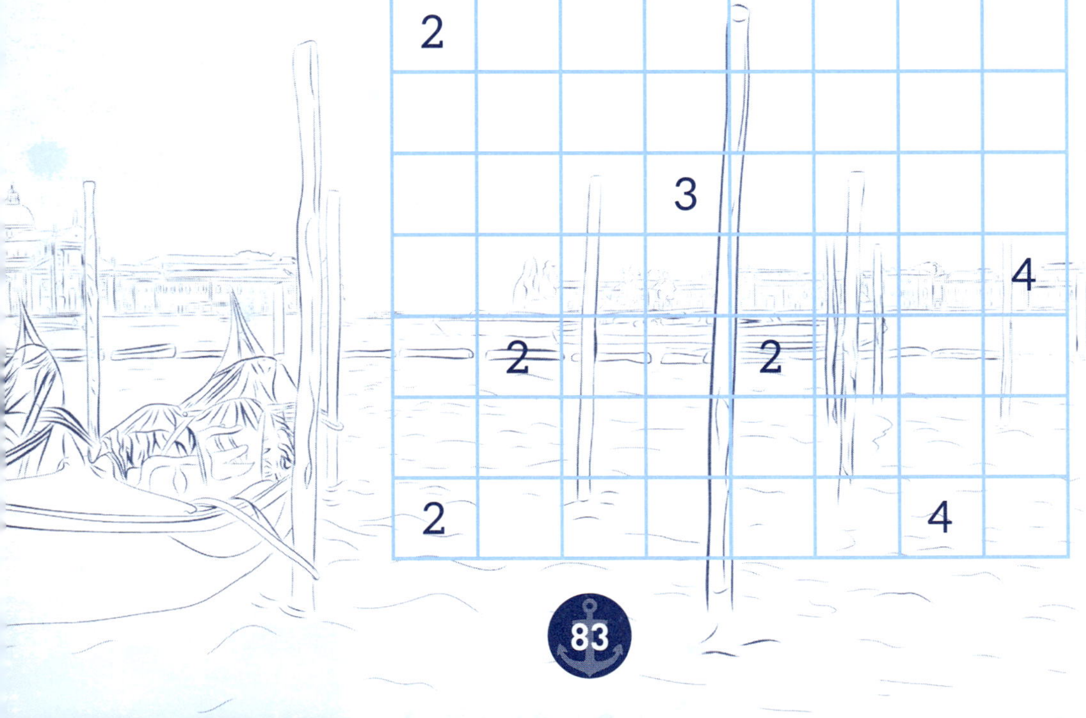

ENTSCHLÜSSELUNGSAUFTRAG

Sie haben sich von Ferdinand verabschiedet und in Venedig auf der Costa DIVA eingeschifft. Ihre neue Mission wird Sie durch das östliche Mittelmeer führen. In Zypern nehmen Sie einen Stein mit einer geheimen lateinischen Inschrift entgegen. Er wurde vor Kurzem bei einer Ausgrabung gefunden. Die geheime Inschrift werden Sie bitte entschlüsseln. Die entschlüsselte Botschaft teilen Sie dann Dr. Levy in Tel Aviv sowie Dr. Fathi in Alexandria mündlich mit. Bis Sie nach Zypern gelangen, genießen Sie nicht allein Land, Wasser und Leute, sondern üben sich bereits auch hinreichend an geheimen Inschriften!

Q.

PS: Erkennen Sie einen bekannten lateinischen Satz, der hier in verschlüsselter Form dargestellt wird? Jeder Vokal wurde durch eine Ziffer ersetzt.

1n d2b13 pr3 r43

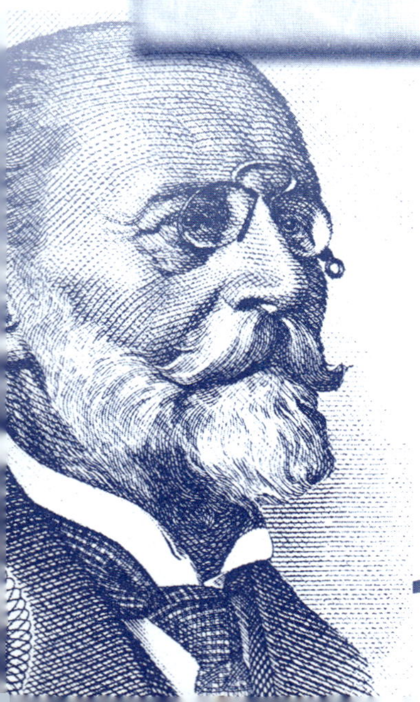

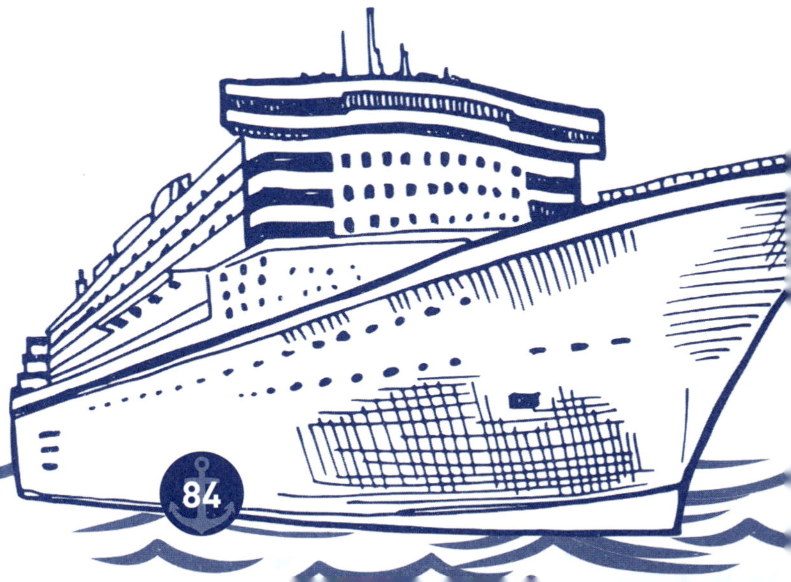

EIN DRINK IN DER ADRIA

Ja, ich bin Johnny, der Barkeeper. Toll, dass Sie sich an meinen Namen erinnern! Während wir über die Adria gemütlich in Richtung Dubrovnik schippern, genießen Sie gern den einen oder anderen Drink bei mir an der Bar.

Leider sind die Getränkeflaschen heute Vormittag etwas durcheinandergeraten. Die neue Putzkraft, Sie verstehen.

Ursprünglich standen keine zwei bauchigen Flaschen nebeneinander. Zwischen den bauchigen Flaschen standen zwei andere Flaschen. Die große bauchige Flasche stand direkt rechts neben der Flasche mittlerer Größe. Zwischen der Flasche mit der Nummer 2 und der großen bauchigen Flasche standen vier andere Flaschen. Wie standen die Flaschen ursprünglich?

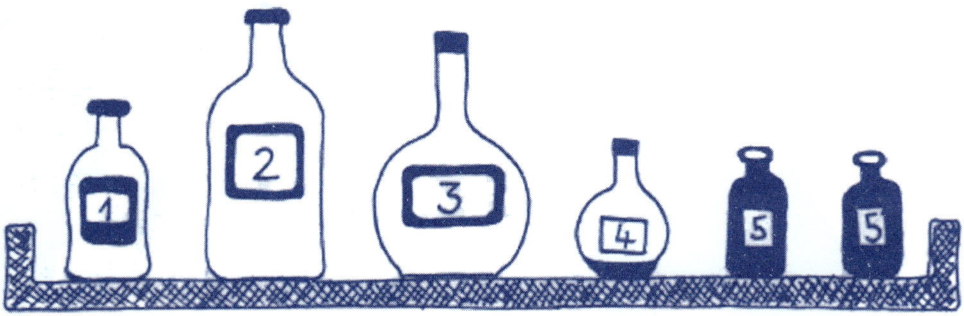

FRAU KVČRGRĆ ERKLÄRT ĆEVAPČIĆI

Guten Tag, ich bin Vanja Kvčrgrć. Sie dürfen mich Vanja nennen. Ich bin Ihre kroatische Reiseführerin und zeige Ihnen die Altstadt von Dubrovnik. Lassen Sie sich vom einzigartigen Charme Dubrovniks, vom wunderbaren Blick auf das Adriatische Meer und von der leckeren Küche Kroatiens begeistern, egal ob Sie frische Fischgerichte bevorzugen oder unsere Ćevapčići.

Apropos Ćevapčići, diese sind keineswegs nur in den Ländern des ehemaligen Jugoslawiens ein Nationalgericht, sondern sie werden beispielsweise auch in Bulgarien sehr geschätzt. In Bulgarien heißen die Ćevapčići allerdings Kebaptscheta.

Die Ćevapčići sind aber nicht überall gleich groß. In Serbien sind die Ćevapčići nur halb so groß wie in Bulgarien. Die Größe der Ćevapčići in Bosnien-Herzegowina beträgt aber ein halb mal ein halb so viel wie die der Kebaptscheta.

Ordnen Sie die Länder nach Ihrer Ćevapčići-Größe, beginnend mit den größten Ćevapčići!

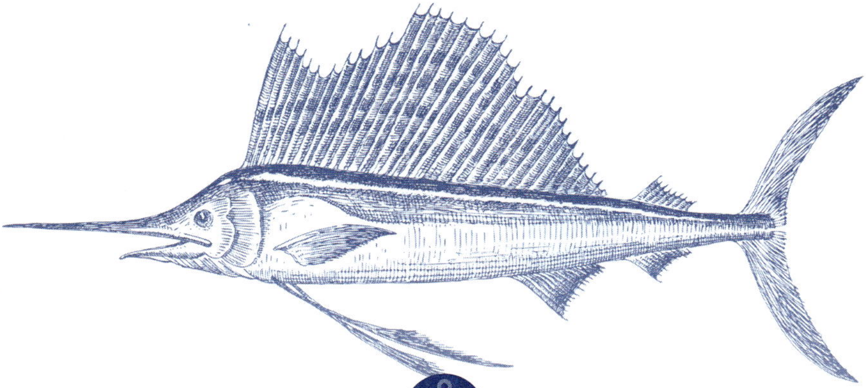

DELFINE IN DER BUCHT VON KOTOR

Sehr verehrte Passagiere, hier spricht Ihr total begeisterter Kapitän Sascha Silberrauch! Bitte werfen Sie einen Blick nach Backbord, denn wir fahren mit der Costa DIVA nun in die berühmte Bucht von Kotor ein. Ein Naturwunder, das Sie sich nicht entgehen lassen sollten!

Übrigens: Die Bucht von Kotor ist bekannt dafür, dass hier häufig Delfine gesichtet werden. Und auch jetzt sind Delfine in der Bucht! Können Sie sie sehen? In jeder Reihe und in jeder Spalte befinden sich jeweils genau zwei Delfine. Die Zahlen an den Rändern geben an, wie viele leeren Felder sich in dieser Reihe oder Spalte zwischen den beiden Delfinen befinden. Die Delfine dürfen sich weder senkrecht, waagerecht noch diagonal berühren. Markieren Sie die Felder, in denen sich Delfine befinden!

	1	1	1		2		1	6	
1									
1									
6									
1									
5									
5									
1									
6									

TRINKGELD FÜR DEN CHEFSTEWARD

Die Ionischen Inseln? Diese werden wir morgen erreichen und auf Korfu, einer der Ionischen Inseln, anlanden. Das gleichnamige Städtchen Korfu ist wirklich einen Landgang wert. Falls nach der Besichtigung noch Zeit bleibt, sollten Sie sich noch die Klosterinsel Vlacherna ansehen.

Oh, danke! Aber ein Trinkgeld wäre doch nicht notwendig gewesen. Als Chefsteward gehört es doch zu meinen Aufgaben, Ihnen Ihre Fragen zu beantworten.

Wie viel Trinkgeld ich in diesem Monat schon erhalten habe? Nun, Sie würden staunen! Sagen werde ich Ihnen den Betrag nicht, aber Sie können ihn vor Ihrem geistigen Auge aus den Puzzle-Teilen zusammensetzen.

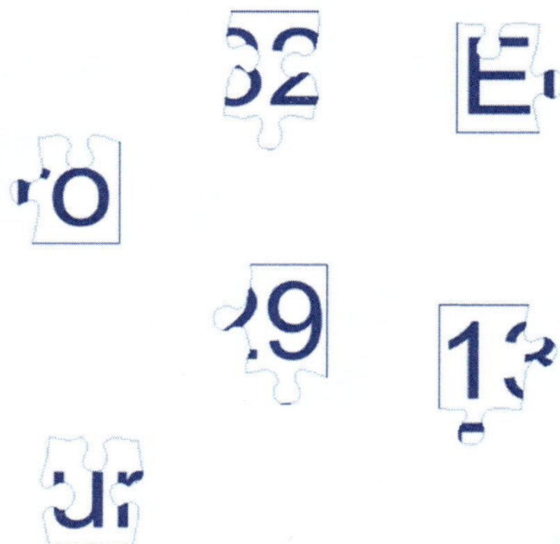

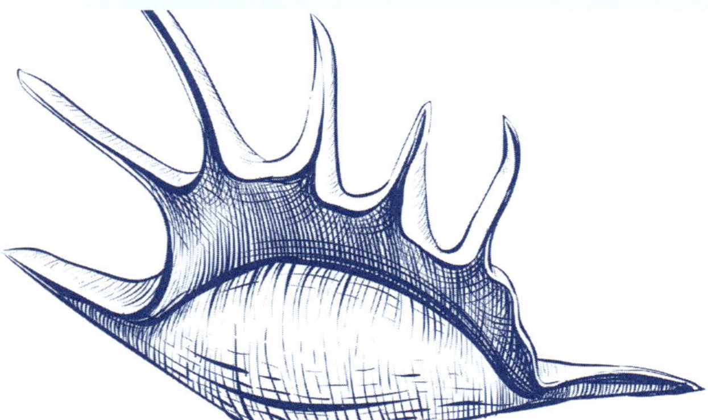

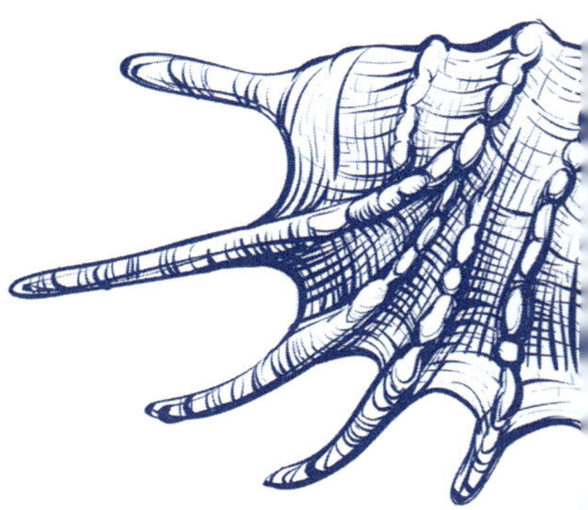

RECHNEN AUF GRIECHISCH

Hat Ihnen das Moussaka nach Art unseres Hauses geschmeckt? Das freut mich! Möchten Sie als Zeichen unserer Gastfreundschaft noch ein Gläschen Ouzo? Ich wünsche Ihnen in jedem Fall noch einen wunderschönen Aufenthalt auf Korfu. Ob Sie die reizvollen kleinen Ortschaften besichtigen, ein erfrischendes Bad im Meer genießen oder in wunderbaren Landschaften wandern möchten – Korfu hat für jeden etwas zu bieten!

Mit uns Griechen können Sie immer rechnen, doch manchmal geben wir Ihnen auch Rätsel auf, nicht wahr? Finden Sie denn zum Beispiel heraus, für welche Ziffern die griechischen Buchstaben in diesen Gleichungen stehen?

ΔΔ	×	Π	=	ΠΠ
+		+		−
Σ	×	Δθ	=	θΨ
=		=		=
Δθ	+	ΨΔ	=	ΣΩ

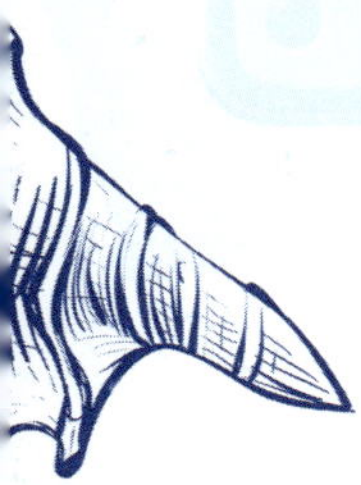

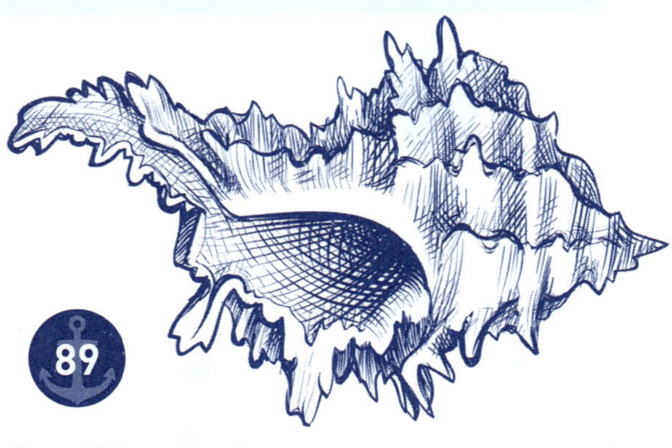

IN DER BORDKÜCHE

Natürlich können Sie sich gern einmal in der Bordküche umsehen, während wir Kurs auf die griechische Hauptstadt Athen nehmen. Sie werden feststellen, dass die Qualität der Lebensmittel stets hochwertig und beanstandungsfrei ist. Dafür verbürge ich mich als Chefkoch Ludvig Andersson mit meinem Namen.

Hier sehen Sie zum Beispiel unsere Vorräte an Bananen, Äpfeln, Eiern, Baguettes, Zitronen und Karotten. Prägen Sie sich diese Vorräte eine Minute lang gründlich ein und decken Sie sie anschließend ab!

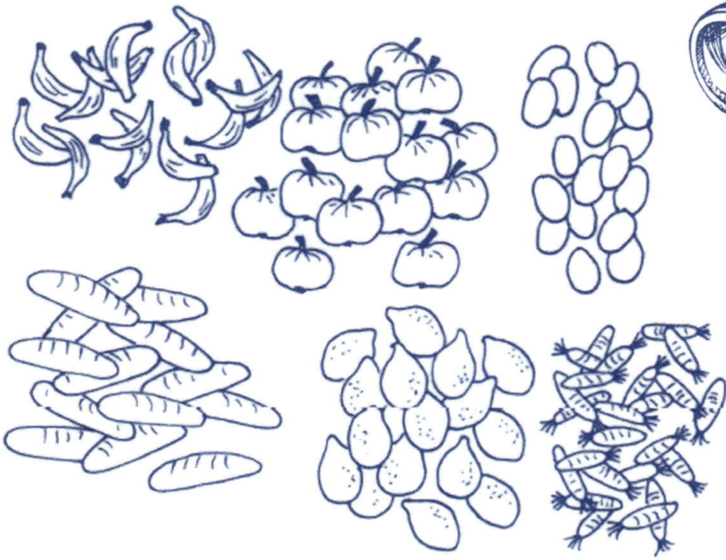

Haben Sie die Vorräte abgedeckt? Dann beantworten Sie nun die folgenden Fragen:

1. Wovon gibt es die größte Anzahl?
2. Wovon gibt es die kleinste Anzahl?
3. Welche beiden Lebensmittel befinden sich auf der linken Seite?
4. Welche beiden Lebensmittel lagern in der Mitte?

AKROPOLIS

Kaliméra! Ich bin Dimitrios Kornflakis. Ihre Chefhostess Bettina Fürst hat mich gebeten, Ihnen Athen zu zeigen. Werfen Sie als Erstes einen Blick auf die Akropolis – die antike Oberstadt Athens. Der Staatsmann Perikles ließ sie im 5. Jahrhundert vor Christus völlig neu gestalten. Später, unter der römischen Herrschaft, kamen weitere Gebäude hinzu. Im 15. Jahrhundert wurde der Parthenon – der Tempel der Stadtgöttin Athene – nach der Eroberung durch die Osmanen in eine Moschee umgewandelt. Eine wechselvolle lange Geschichte lässt sich hier bestaunen.

An diesem Stand lassen sich Bilder der Akropolis erwerben. Aber aufgepasst! Manche Bilder entsprechen nicht dem Original. Stellen Sie fest, in welchem Detail sich das zweite Bild vom ersten unterscheidet?

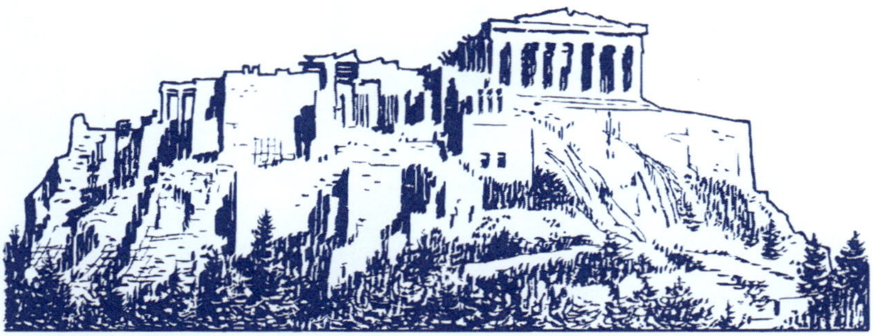

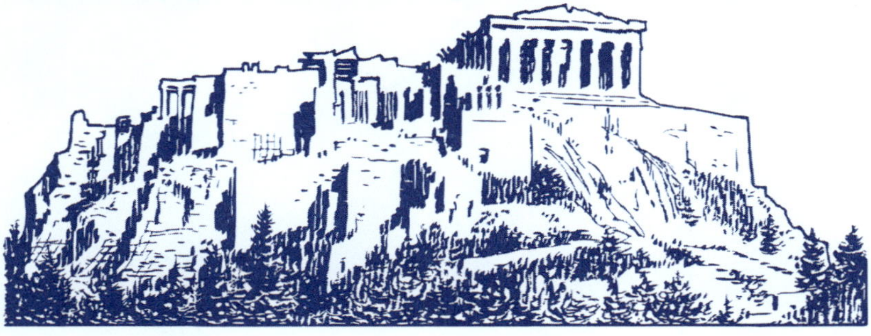

RICHTUNGSSUCHE IN ISTANBUL

Genießen Sie Ihren Landgang in Istanbul, aber verlaufen Sie sich nicht, denn Istanbul gilt – nach Moskau – als die zweitgrößte Stadt Europas. So finden Sie Sehenswürdigkeiten in allen Richtungen. Und wenn Sie mal eine Frage haben sollten, wenden Sie sich jederzeit gern an mich, Ihre Chefhostess Bettina Fürst!

Um Richtungen geht es auch in diesem Rätsel. Zeichnen Sie an den Rändern Pfeile ein, sodass die Zahlen in den Feldern jeweils angeben, wie viele Pfeile insgesamt auf sie weisen! Die vier Ecken bleiben dabei frei. Jeder Pfeil muss natürlich auf mindestens ein Feld mit einer Zahl weisen. Drei Pfeile sind bereits vorgegeben. Los geht's!

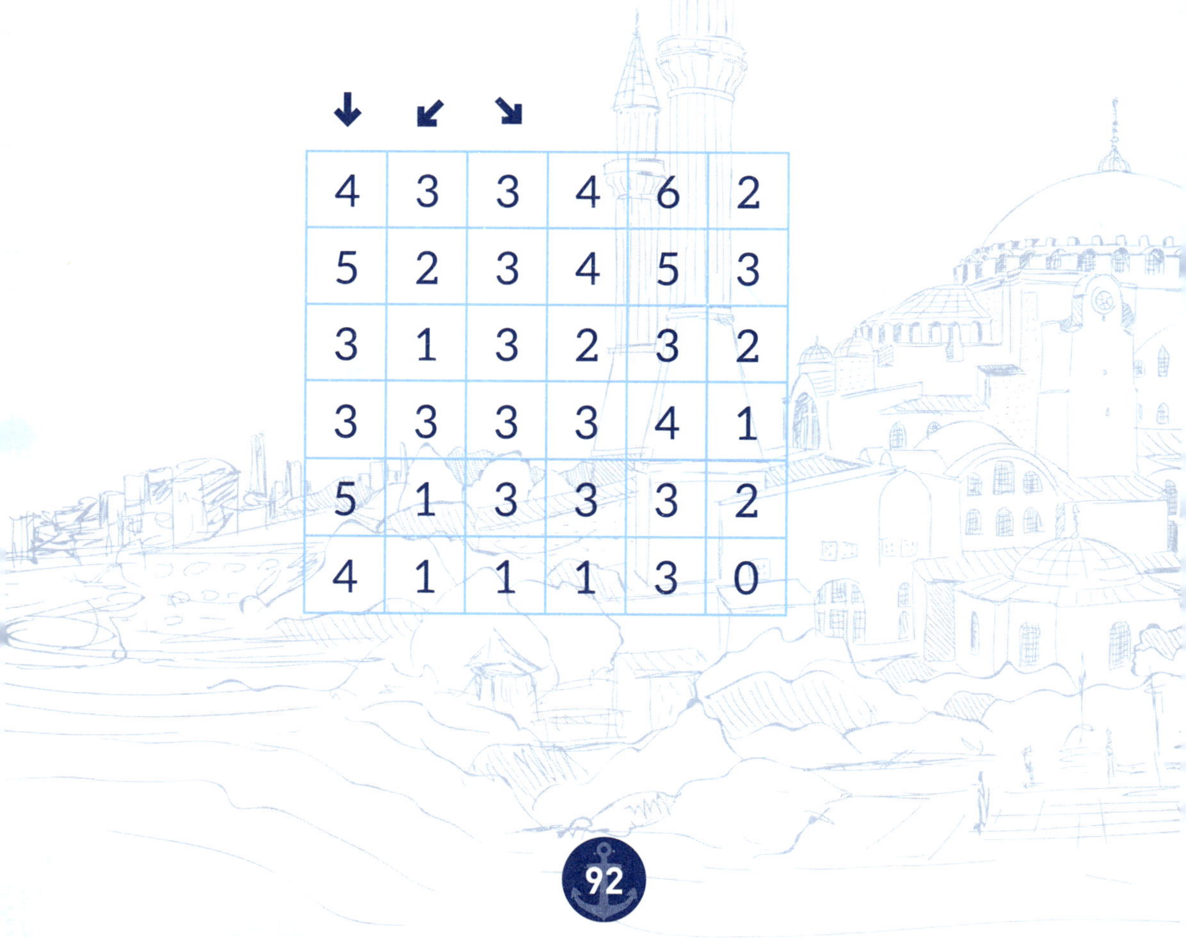

↓	↙	↘			
4	3	3	4	6	2
5	2	3	4	5	3
3	1	3	2	3	2
3	3	3	3	4	1
5	1	3	3	3	2
4	1	1	1	3	0

BRIEFMARKEN

Aber natürlich können Sie an meinem Kiosk eine Ansichtskarte mitsamt Briefmarke kaufen. Wie viele Türkische Lira Sie das kostet, steht auf der rechten Seite der Gleichung. Die drei unterschiedlichen Briefmarken repräsentieren jeweils eine Ziffer von 0 bis 9. Aber welche nur?

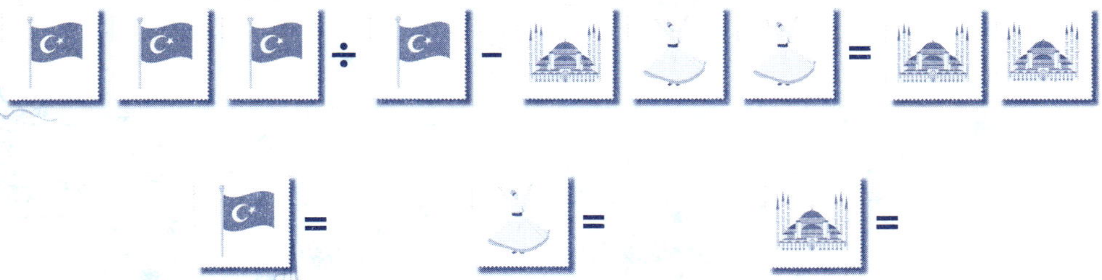

DER MINI-KOLOSS VON RHODOS

»Igor, ich wurde gerade gefragt, wie diese Insel heißt, die wir gerade mit der Costa DIVA passieren. In der Ägäis gibt es so viele Inseln – da habe ich langsam den Überblick verloren.«

»Kein Problem, Bettina. Das ist die Insel Rhodos, die unter anderem für ein antikes Weltwunder bekannt ist: den Koloss von Rhodos. Diesen gibt es aber schon lange nicht mehr. Die über 30 Meter hohe Bronzestatue wurde im 3. Jahrhundert vor Christus fertiggestellt und ist noch im gleichen Jahrhundert bei einem Erdbeben umgekippt.«

Ich habe keine Ahnung, wie viel der Koloss von Rhodos gewogen haben mag und wem er auf den Kopf gefallen ist. Aber mal angenommen, der Koloss war 30 Meter hoch und wog 10 000 Tonnen – wie viel würde dann ein drei Zentimeter hoher Mini-Koloss mit den gleichen Proportionen und aus dem gleichen Material wiegen?

GETEILTE INSEL

Willkommen auf Zypern! Ich bin Ihr Kontaktmann und komme im Auftrag von Herrn Q. Nennen Sie mich der Einfachheit halber Niko. Dort hinten steht mein Jeep, wir müssen zum türkisch kontrollierten Nordteil der Insel fahren, dort befindet sich die Ausgrabungsstätte, in der wir den Stein mit der geheimen lateinischen Inschrift gefunden haben, die Sie entschlüsseln sollen. Ich denke, Sie wissen, dass Zypern schon seit dem Jahr 1974 de facto geteilt ist?

Um Teilung geht es auch in diesem Rätsel. Teilen Sie dieses Rechteck so in Bereiche aus einem, zwei oder drei Feldern ein, dass die Zahlen in den Feldern jeweils angeben, wie viele Felder mit gleichen Zahlen der Bereich umfasst. Einige Zahlen sind bereits eingefügt. Tragen Sie die fehlenden Zahlen in die leeren Felder ein! Zwei gleich große Bereiche dürfen sich nicht waagerecht oder senkrecht berühren.

2		3		3			1
	1			2		2	
	3				3		
1		2	3				3
	2			3		2	1
3			2		3		
					1	3	
	1		3				1
1			1		3		3
		3				3	

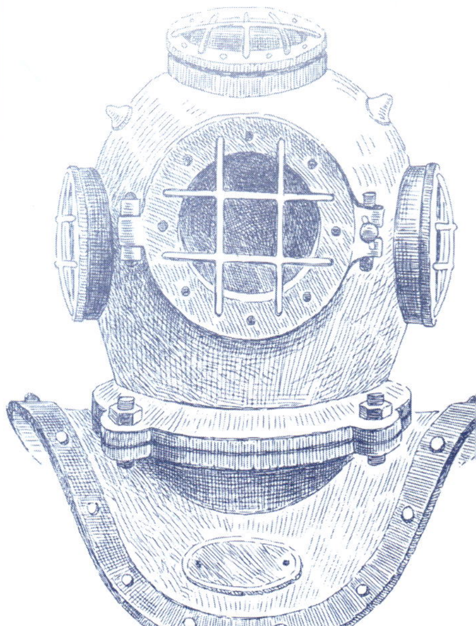

DIE VERSCHLÜSSELTE INSCHRIFT

Zypern wurde im ersten Jahrhundert vor Christus von den Römern erobert und davon zeugt diese Ausgrabungsstätte. Nun, kommen wir gleich zur Sache. Herr Q. hat Sie als höchst logisch denkenden Experten angepriesen. Wir hoffen, dass Sie die Inschrift auf diesem Stein entschlüsseln können. Es kann sein, dass er Gaius Julius Cäsar höchstpersönlich gehört hat.

Wir vermuten, dass es sich um ein bekanntes lateinisches Sprichwort handeln könnte, das es hier in zusammenhängender Folge zu entdecken gilt, und wahrscheinlich mit einem Konsonanten beginnt. Aber wie geht es dann weiter? Bitte helfen Sie uns bei der Entschlüsselung!

T	O	N	A	I	P	E
E	L	O	N	N	U	C

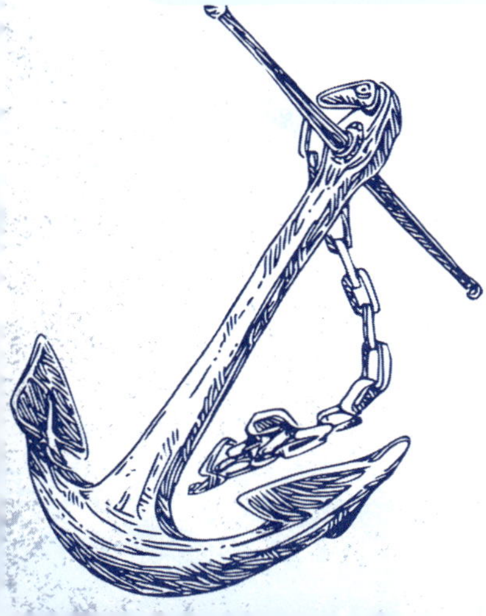

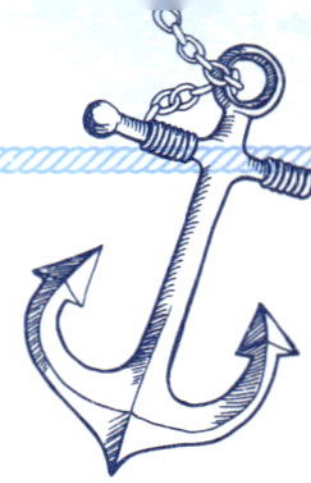

KRAWATTENKOSTEN

Eine Krawatte als Mitbringsel für eine hochstehende Persönlichkeit in Israel? Klar habe ich so was im Bord-Shop auf Lager. Nicht verzagen, Gisela fragen!

Drei Krawatten stehen zur Auswahl: Tragen Sie einfach die Ziffern 1, 3, 5, 6 und 8 in die leeren Felder ein, um die Preise der einzelnen Krawatten zu ermitteln. Die Summe der Ziffern in einer Reihe bildet dann jeweils den Kaufpreis der Krawatte in Euro.

	>	4	>		=	______€
v	■	^	■	v		
7	<	9	>	2	=	______€
v	■	v	■	v		
	>		>		=	______€

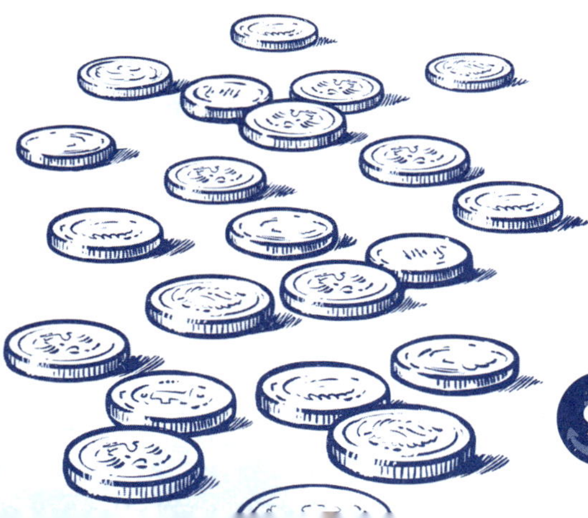

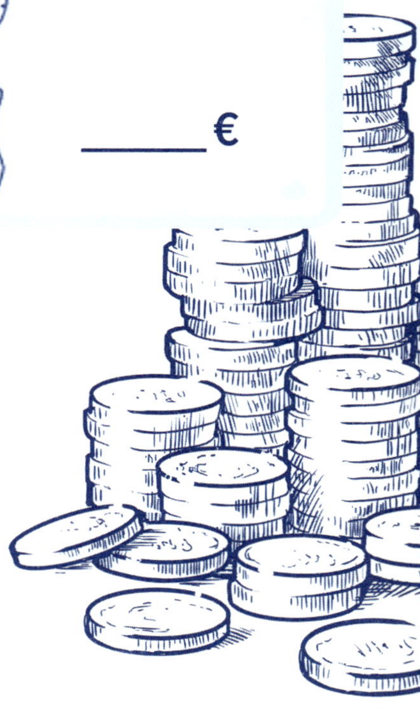

EINE HAUSNUMMER

Die Wohnung von Dr. Levy? Ja, da sind Sie hier richtig. Sie befindet sich am lang gestreckten Strand von Tel Aviv. Gehen Sie nur diese schmale Straße linker Hand der amerikanischen Botschaft nach oben, so gelangen Sie auf die Ben-Yehuda-Straße. Dort wohnt Dr. Levy.

Allerdings kenne ich die Hausnummer nicht auswendig. Die Hausnummer steht in dem markierten Feld, sobald Sie die darin befindliche Zahl vervollständigt haben. Die Zahlen in jeder Reihe und in jeder Spalte in dem Quadrat sollen als Summe 100 ergeben. Dazu muss fast allen Ziffern in dem Quadrat eine weitere Ziffer vorangestellt oder angefügt werden.

3	1	4
3	**9**	5
7	9	4

WEISSE STADT

Wow, danke für diese schöne Krawatte! Das wäre aber nicht nötig gewesen. Wissen Sie, hier in Tel Aviv ist es so heiß – da trage ich nur äußerst selten Krawatte. Aber für meine Vorträge im Ausland kann ich sie sehr gut gebrauchen.

Also »Geld stinkt nicht«. Das ist eine sehr interessante Information, denn gemeinhin wird angenommen, dass dieses Sprichwort auf eine Handlung des Kaisers Vespasian zurückgeht. Dieser führte nämlich im ersten Jahrhundert nach Christus eine Latrinensteuer ein, um die klammen Staatskassen zu füllen. Sie werden diese Information meinem Kollegen Dr. Fathi in Alexandria überbringen? Mit ihm zusammen werde ich dann noch mal gründlich zu diesem Thema forschen.

Wussten Sie übrigens, dass Tel Aviv wegen seiner vielen weißen Gebäude im Bauhausstil auch »Weiße Stadt« genannt wird? Lassen Sie uns doch einen kleinen Rundgang zu sehenswerten Gebäuden der Stadt unternehmen.

Nun sehen Sie sich doch mal diese Häuser in unterschiedlicher Höhe an. In jeder Reihe und in jeder Spalte befinden sich jeweils Häuser mit je einem, zwei, drei, vier und fünf Stockwerken. An den Rändern steht, wie viele Häuser von dieser Seite aus sichtbar sind, ohne dass sie von anderen Häusern verdeckt werden, die höher sind. Tragen Sie doch bitte die jeweilige Anzahl der Stockwerke in die leeren Felder ein!

		1		3		
2						
1						4
3						1
2						2
3						
	3	2	2	1		

JAFFA

Nun sind wir auf unserem Rundgang durch Tel Aviv bis nach Jaffa gelangt, den tausende Jahre alten Ortsteil dieser beiden miteinander vereinigten Städte. Aus einer modernen Großstadt schreiten wir in eine altertümliche Stadt mit engen Gässchen.

Die Altstadt von Jaffa ist sehr verwinkelt. Zeichnen Sie unter Vorgabe einiger Wegelemente einen Rundweg auf, an dem wir uns orientieren können. Der durchgehende Rundweg soll alle Felder durchlaufen und darf sich dabei auch kreuzen.

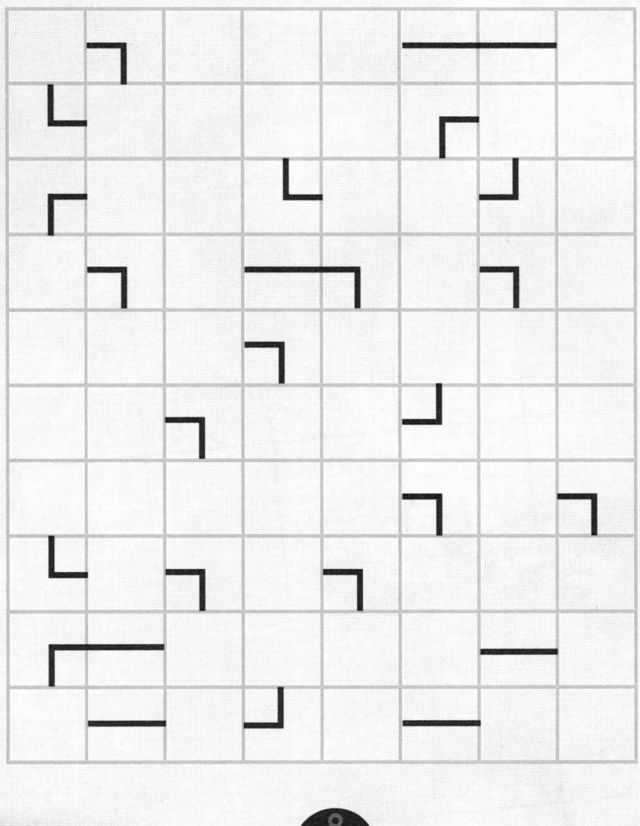

EIN ABEND VOLLER GITARREN

Schon morgen erreichen wir die ägyptische Stadt Alexandria, das Ziel unserer Kreuzfahrt. Heute Abend lassen wir es deshalb noch mal richtig krachen – mit Gesang, Schlagzeug, Bass und mehreren Gitarren. Wenn Sie ebenfalls teilnehmen möchten, bitte ich Sie, sich bei mir, Ihrer Chefhostess anzumelden.

Wie viele Gitarren dabei sind? Rechts sehen Sie deren typische Form. Nun, zählen Sie selbst, wie viele Gitarren in die Figur passen!

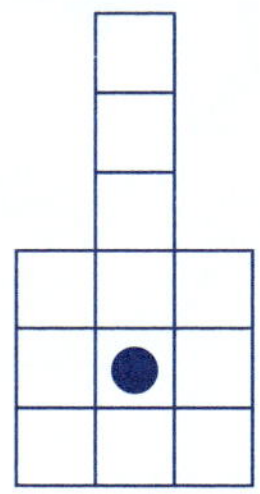

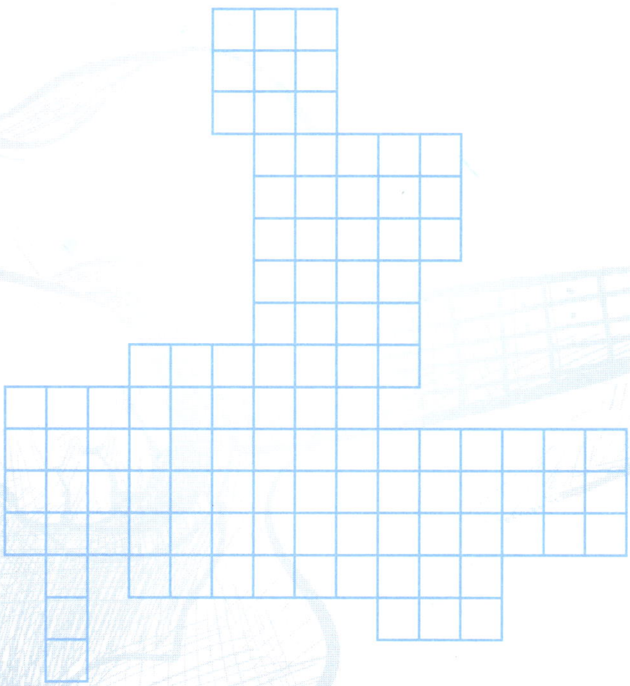

LEUCHTTÜRME

Sehr verehrte Passagiere, hier spricht Ihr gut gelaunter Kapitän Sascha Silberrauch! Wir laufen nun das schöne Alexandria an – mit rund fünf Millionen Einwohnern die zweitgrößte Stadt Ägyptens. Benannt wurde Alexandria nach Alexander dem Großen. Hier gab es einst die bedeutendste Bibliothek der Antike und der Leuchtturm von Alexandria soll der erste und höchste Leuchtturm überhaupt gewesen sein. Doch weder die berühmte Bibliothek noch den Leuchtturm gibt es heute mehr.

Gleich mehrere Leuchttürme befinden sich in diesem Quadrat. Sie stehen auf den Feldern mit den Zahlen. Die Zahlen zeigen an, wie viele Schiffe ein Leuchtturm jeweils in einer Reihe oder Spalte beleuchtet – dazu muss sich das Schiff lediglich in der gleichen Reihe oder Spalte befinden, unabhängig davon, ob noch ein anderes Schiff oder ein Leuchtturm dazwischensteht. Die Schiffe berühren sich nicht gegenseitig und sie berühren auch keinen Leuchtturm, weder senkrecht oder waagerecht noch diagonal. Markieren Sie die Position der Schiffe!

		1		2	
2					
1		1			

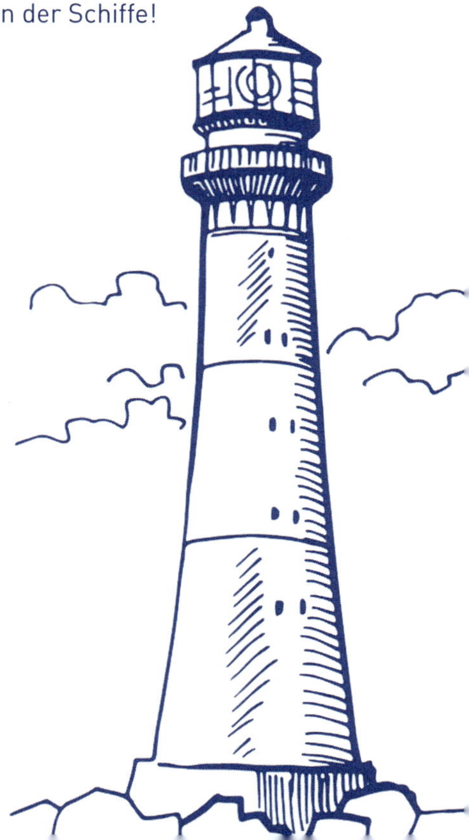

BEI DR. FATHI

»Geld stinkt nicht« stand auf dem Stein? Und der stammte ganz sicher aus dem ersten Jahrhundert vor Christus? Na, das ist ja ein Ding! Darüber werde ich mit Dr. Levy beim nächsten SCIENTIA-Treffen gründlich diskutieren. Vielen Dank, dass Sie mir diese Information überbracht haben. Wie sieht's aus? Darf ich Sie zum Essen einladen? Meine Haushälterin hat Kuschari zubereitet, ein traditionelles ägyptisches Gericht aus Linsen, Reis und allerlei mehr.

Wussten Sie, dass Alexandria zwei Partnerstädte hat? Es handelt sich um eine deutsche sowie um eine türkische Stadt. Bringen Sie die Buchstaben in die richtige Reihenfolge, um die Städtenamen in der jeweiligen Landessprache zu erhalten!

RELINB MIRZI

BOARDINGZEIT

Sehr gern habe ich Sie zum Alexandria International Airport gebracht. Es war sehr schön, ein wenig Zeit mit Ihnen zu verbringen. Vielleicht sehen wir uns ja mal wieder? Aber bitte: Nennen Sie mich nicht mehr Dr. Fathi. Ich bin Ibrahim.

Wann das Boarding beginnt? Nun, wenn Sie die Zeit, die von Mitternacht bis 6:32 Uhr vergangen ist, verdoppeln und anschließend ein Fünftel von eineinhalb Stunden addieren, so erhalten Sie die Boardingzeit minus 12 Minuten. Wann also beginnt denn das Boarding?

KAPITEL 5

DIE FÜNFTE KREUZFAHRT ODER: »VERSCHOLLEN IN DER OSTSEE«

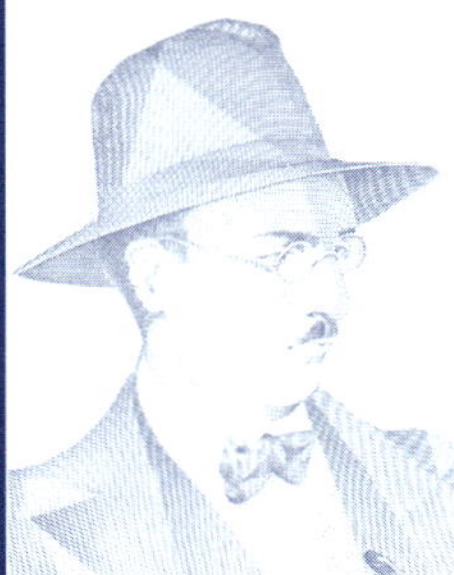

Wie freue ich mich, Sie wiederzusehen! Von Alexandria nach Kiel – ist das nicht gar ein Kulturschock für Sie? Und hier überreiche ich Ihnen auch wieder einen Umschlag mit Ihrem letzten Geheimauftrag. Ihre fünfte Kreuzfahrt führt Sie durch die Ostsee nach Sankt Petersburg. Ich wünsche Ihnen Mast- und Schotbruch!

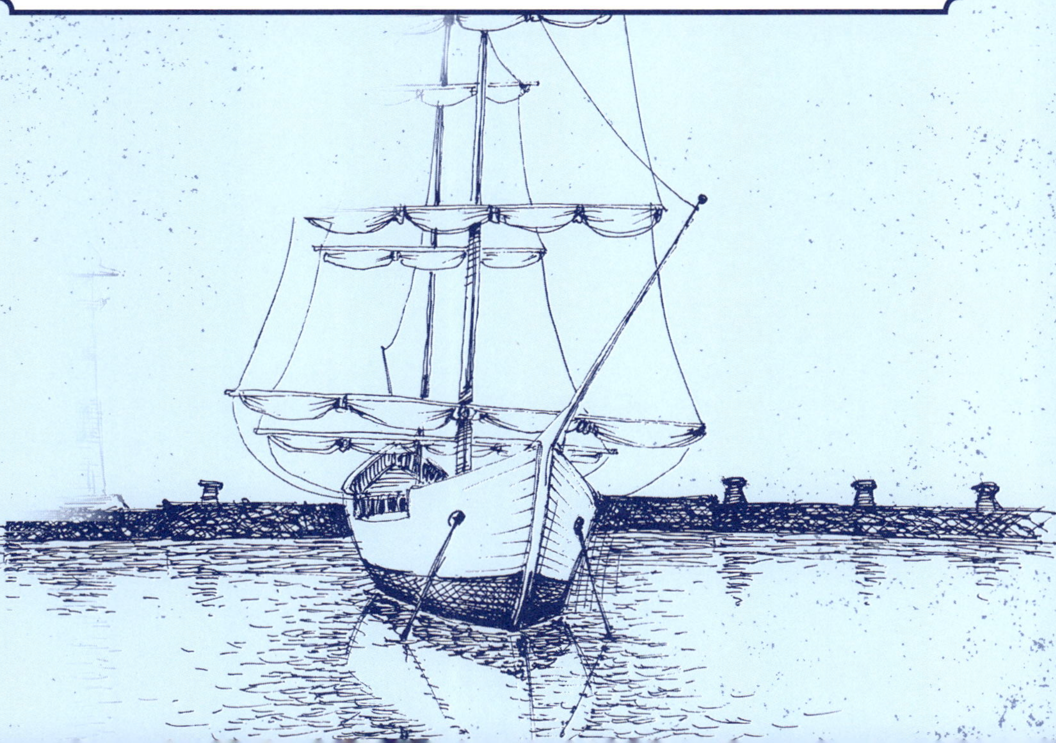

GANZ SCHÖN VIELE MÖWEN

Toll, dass Sie der Costa DIVA treu bleiben! *»Käpt'n, schauen Sie doch mal, wer hier wieder ist!«*

»Was ist denn, Bettina? Oh, unser Stammgast! Willkommen an Bord!«

Mensch, gibt es hier am Hafen viele Möwen! Zählen Sie mal mit, wie viele Möwen mir auf meinem Weg zur Costa DIVA begegnet sind. Am eingezeichneten Punkt bin ich losgelaufen, und das war mein Weg:

1. 3 Schritte vorwärts
2. Drehung um 90 Grad nach links, 2 Schritte
3. Drehung um 90 Grad nach rechts, 5 Schritte
4. Drehung um 90 Grad nach rechts, 7 Schritte
5. Drehung um 90 Grad nach links, 2 Schritte
6. Drehung um 90 Grad nach rechts, 2 Schritte
7. Drehung um 90 Grad nach rechts, 7 Schritte
8. Drehung um 90 Grad nach links, 10 Schritte
9. Drehung um 180 Grad, 3 Schritte
10. Drehung um 90 Grad nach rechts, 4 Schritte
11. Drehung um 90 Grad nach rechts, 6 Schritte
12. Drehung um 90 Grad nach rechts, 3 Schritte
13. Drehung um 180 Grad, 13 Schritte

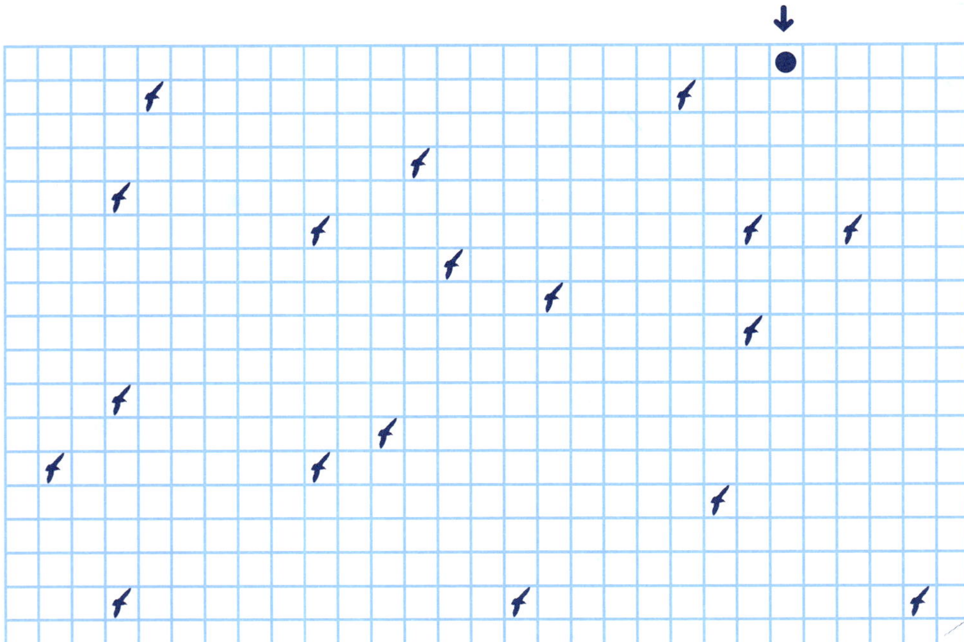

AUSHOLEN ZUM KIELHOLEN

Ferdinand hat Ihnen den Umschlag mit dem Geheimauftrag übergeben und Sie lesen diesen nun in Ihrer Kabine. Ihre Ostsee-Mission besteht darin, einen Mann namens Gregorius zu überwachen. Er ist in seinem Heimatland ein angesehener Politiker, wir wissen jedoch, dass er eine Menge Dreck am Stecken hat, und dass dies im Lauf der nächsten Wochen von der Presse publik gemacht wird. Unsere Vermutung ist daher, dass Gregorius untertauchen will – womöglich während dieser Kreuzfahrt. Sorgen Sie dafür, dass dies nicht geschieht, denn wir benötigen Gregorius noch als verantwortlichen Sündenbock! Sie erhalten bei der Überwachung Unterstützung von meiner Agentin Jennifer, die sich ebenfalls an Bord der Costa DIVA befindet.

Q.

PS: Sie starten Ihre Ostsee-Kreuzfahrt in der norddeutschen Hafenstadt Kiel. Wie oft finden Sie das Wort KIEL in diesem Buchstabenkreuz, wenn Sie die Buchstaben sowohl waagerecht als auch senkrecht lesen dürfen? Sie dürfen dabei natürlich auch die Richtung wechseln!

	L	K	
L	E	I	K
K	I	E	L
	K	L	

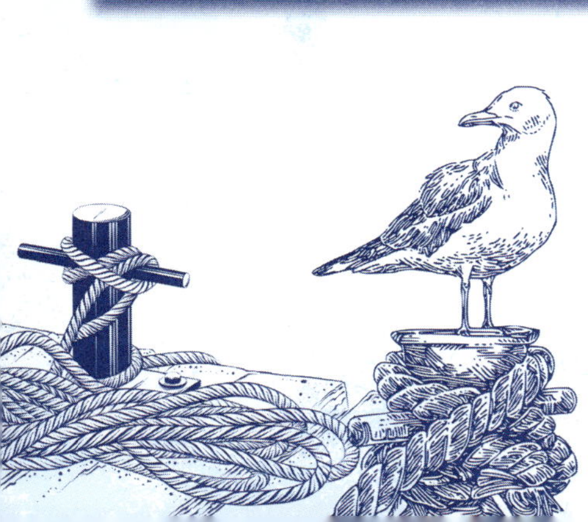

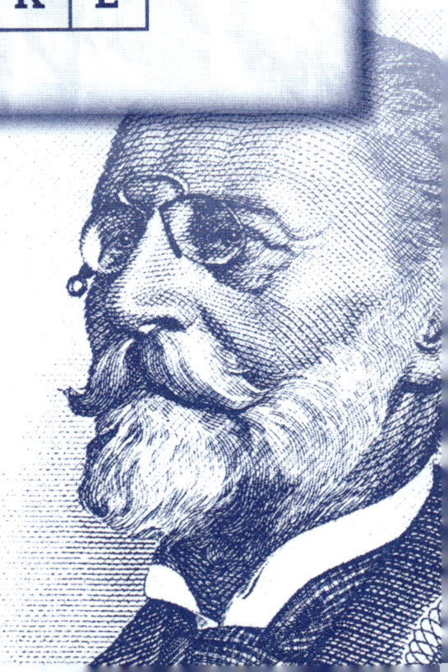

DIE NUMMER MIT GREGORIUS

Als Chefsteward bin ich eigentlich der Verschwiegenheit verpflichtet, aber bei Ihnen mache ich mal eine Ausnahme. Aber ich tue es ganz bestimmt nicht wegen des hohen Trinkgelds! Ja, der graumelierte Herr an der Bar ist der von Ihnen gesuchte Gregorius. Er hat die Kabine mit der Nummer ... nein, das ginge dann doch zu weit.

Die Kabinennummer bringen Sie bitte selbst in Erfahrung, indem Sie das folgende Sudoku lösen. In jeder Reihe, in jeder Spalte und in jedem umrandeten Bereich aus neun Feldern sollen die Zahlen von 1 bis 9 jeweils genau einmal vorkommen. Bilden Sie anschließend die Summe aus den Zahlen in den vier markierten Feldern und Sie erhalten die Kabinennummer.

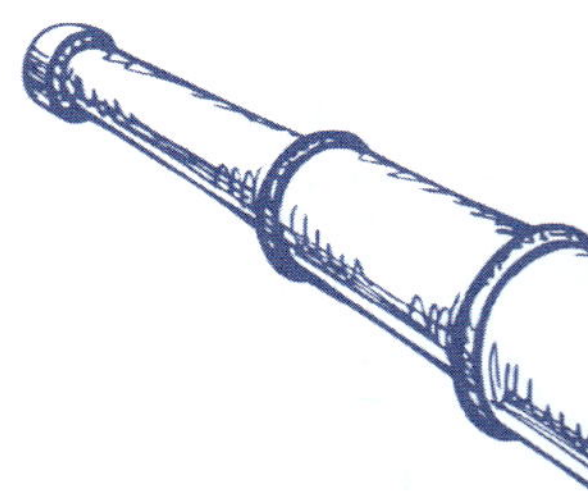

7	5	3				2	9	
			1	2		5	7	
	8		9		7	4		6
				7	9		2	5
8	4						1	
		5	2		8	6		
5				4				
	2	8					5	
			8	9	5			

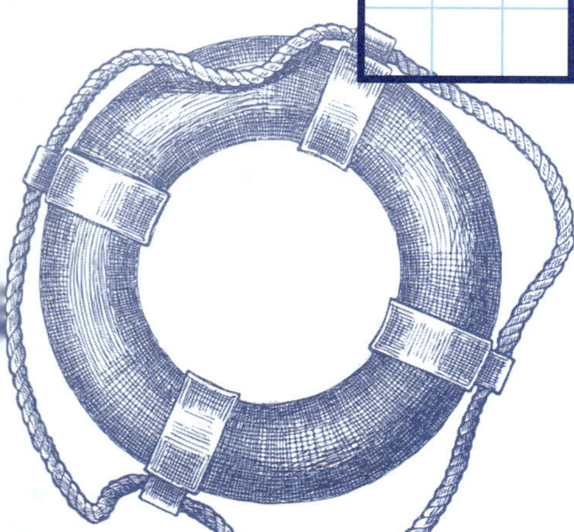

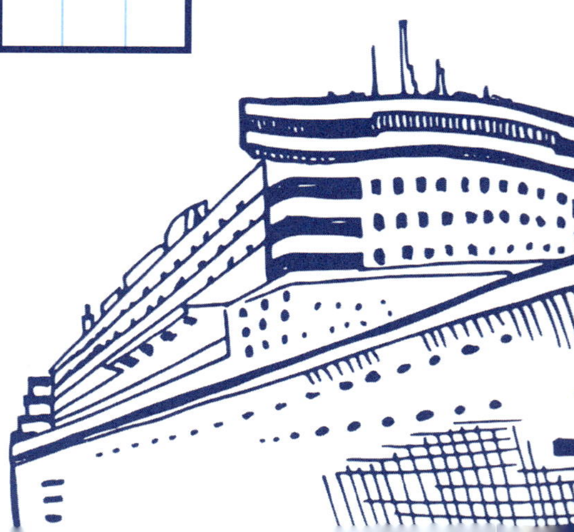

VERFOLGUNGSJAGD

Hallo, wussten Sie dass der Name der dänischen Hauptstadt Kopenhagen »Kaufmannshafen« bedeutet? Entschuldigen Sie bitte, dass ich Sie einfach so anquatsche. Ich bin Jennifer und reise ebenfalls an Bord der Costa DIVA. Herr Q. hat Sie doch informiert? Lassen Sie uns bei Gelegenheit einen Plan für die Überwachung von Gregorius abstimmen. Sehen Sie mal, dort geht er in Richtung Rådhuspladsen. Ihm nach!

Dranbleiben ist die Devise! Im Agententraining haben wir das Verfolgen von Verdächtigen mit Pfeilrätseln geübt. In diesem Quadrat sollen in die leeren Felder waagerechte und senkrechte Pfeile so eingefügt werden, dass die Felder mit den Zahlen angeben, wie viele Pfeile insgesamt auf einem oder mehreren Pfaden zu dem Feld führen. Benachbarte Felder dürfen dabei nicht die gleichen Pfeilrichtungen enthalten! Einige Pfeile sind bereits vorgegeben.

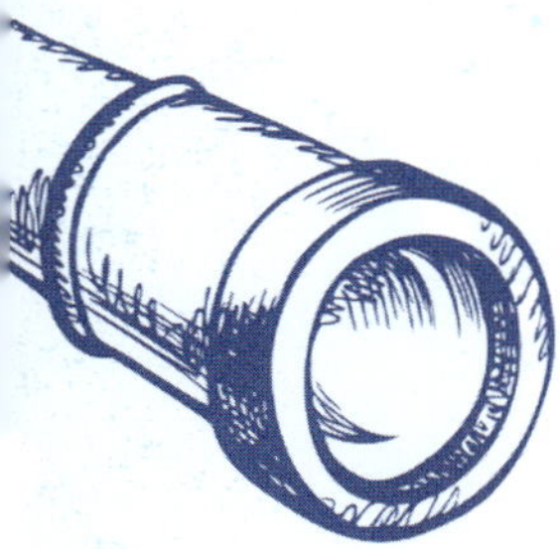

		→			
	5			7	
			↓		↑
↓		5			
1			←		6
			1		

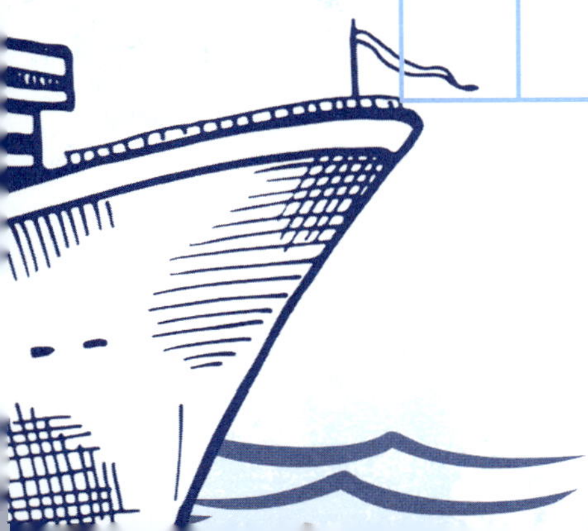

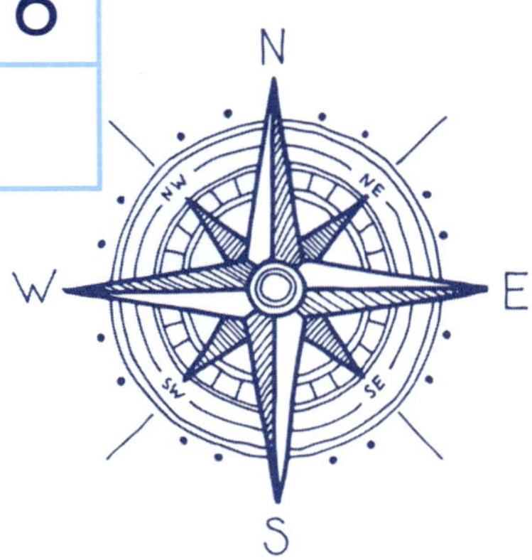

SIEBEN MEERJUNGFRAUEN

Ich ahne, wo Gregorius hinwill. Er möchte sich sicher die kleine Meerjungfrau ansehen, die Bronzestatue an der Uferpromenade Langelinie. Die 1913 aufgestellte Figur auf einem Granitfelsen wurde nach dem gleichnamigen Märchen des dänischen Dichters Hans Christian Andersen benannt.

Schauen Sie, was habe ich gesagt? Gregorius steht vor der Meerjungfrau und nimmt mit ihr zusammen ein Selfie auf. Das habe ich mir doch so gedacht. Großes Ego und immer eine Frau an seiner Seite haben wollen. Na, die Kleine kann ja auch nicht weglaufen … oder – besser gesagt – wegschwimmen.

Hui, hier auf den Verkaufsständen wimmelt's ja nur so von Meerjungfrauen! Ich zähle sieben identische Meerjungfrauen. Aber Moment, eine unterscheidet sich von den anderen sechs. Erkennen Sie, welche?

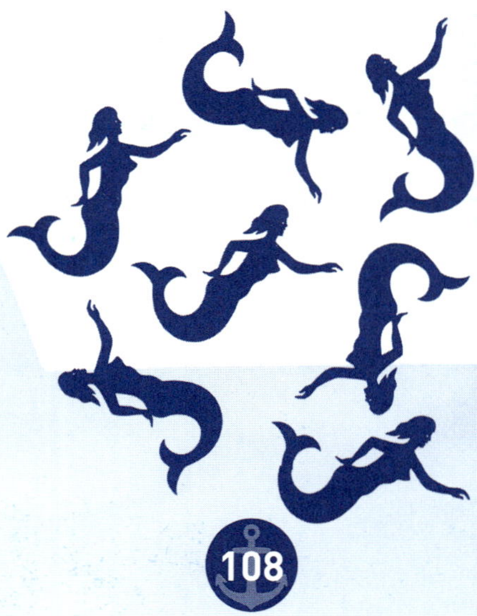

ERHEBUNG AUF GOTLAND

Morgen laufen wir die schwedische Insel Gotland an. Gotland ist zwar die zweitgrößte Insel der Ostsee, aber doch sehr ruhig und überschaubar. Wir müssen also keine große Angst haben, dass Gregorius uns dort entwischt.

Wissen Sie, wie hoch die höchste Erhebung auf Gotland nur ist? Im markierten Bereich sehen Sie die Zahl in Metern. Zuvor müssen Sie aber erst mal die leeren Felder ausfüllen, und zwar so, dass in einer Spalte die oberen drei Zahlen jeweils als Summe die Zahl in der vierten Zeile ergeben. In den oberen drei Reihen dürfen die Zahlen von 1 bis 8 jeweils nur einmal vorkommen, wobei sich auch die Zahlen in angrenzenden Feldern jeweils unterscheiden sollen.

			1	5			2
6					8		
5	4					6	3
15	14	14	12	11	18	18	6

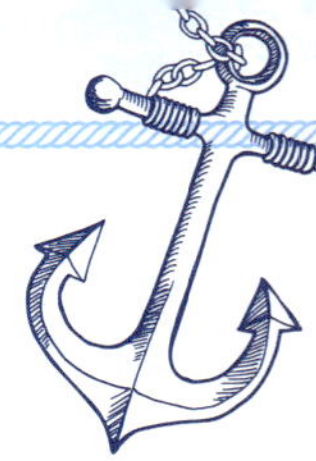

PIPPI UND VISBY

Wollen wir uns ein wenig hier in Visby umschauen, dem Hauptort auf Gotland? Der Hafen, die Altstadt, die alte Stadtmauer ... sehr sehenswert dieser Ort! Kein Wunder, dass Visby schon im Jahr 1805 – also vor über 200 Jahren – unter Denkmalschutz gestellt wurde. Ganz in der Nähe befindet sich übrigens auch die Villa Kunterbunt aus den Pippi-Langstrumpf-Filmen. Ehrlich gesagt bin ich nur wegen dieses starken Mädchens zu einer Agentin geworden.

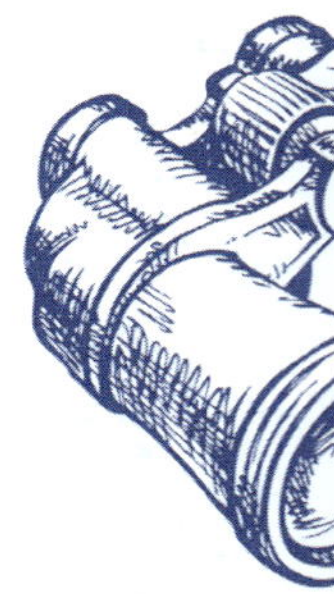

Wie lassen sich diese Buchstaben hier in fünf gleichförmige Bereiche einteilen, in denen jeweils die Buchstaben des Ortsnamens VISBY vorkommen?

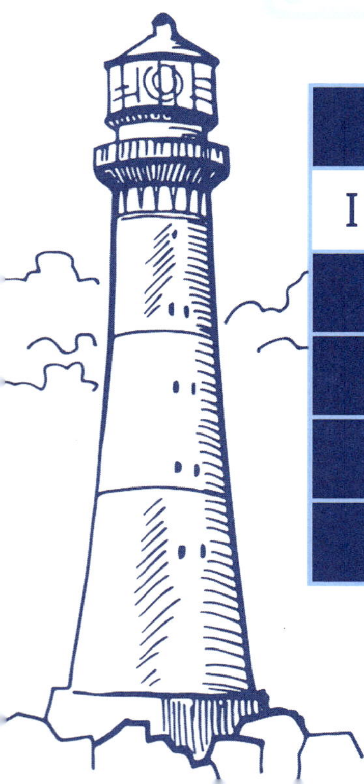

			Y			
I	S	Y	S	V	S	B
	I	V	V	B	I	Y
	S	B	B	S	V	I
	B	Y	V		Y	
					I	

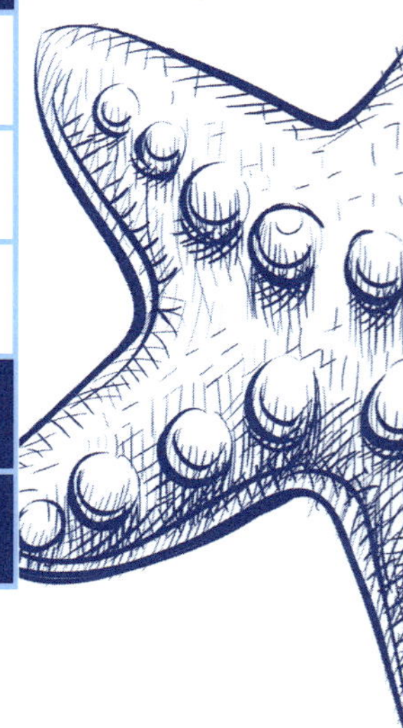

BORD-SPAZIERGANG

Oh, Gregorius unternimmt zu dieser späten Stunde einen Spaziergang an Deck. Er wird doch nicht von Bord gehen wollen? Unternehmen wir lieber ebenfalls eine Runde auf Deck und werfen ein Auge auf ihn.

Während wir ihn beschatten, kann ein wenig mentales Training nicht schaden. Den Verlauf unseres Bord-Spaziergangs habe ich Ihnen hier dargestellt. Prägen Sie sich die Abbildung eine Minute lang ein und decken Sie sie anschließend mit einem Blatt Papier ab!

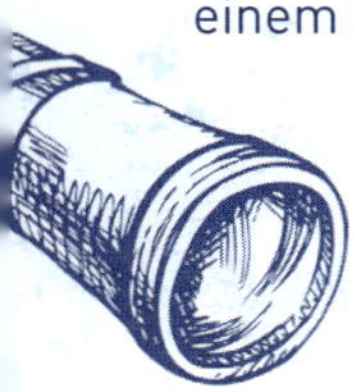

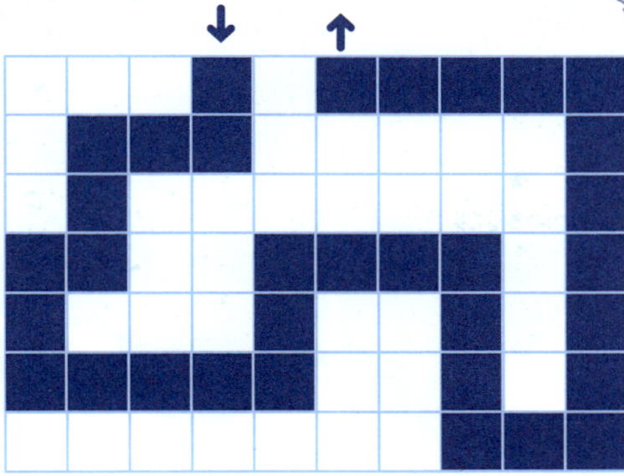

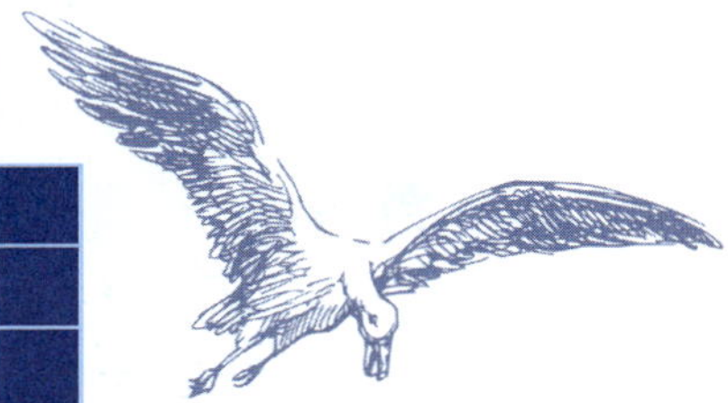

Konnten Sie sich den Verlauf des Bord-Spaziergangs exakt einprägen? Dann zeichnen Sie ihn nun aus dem Gedächtnis in dieses Raster ein!

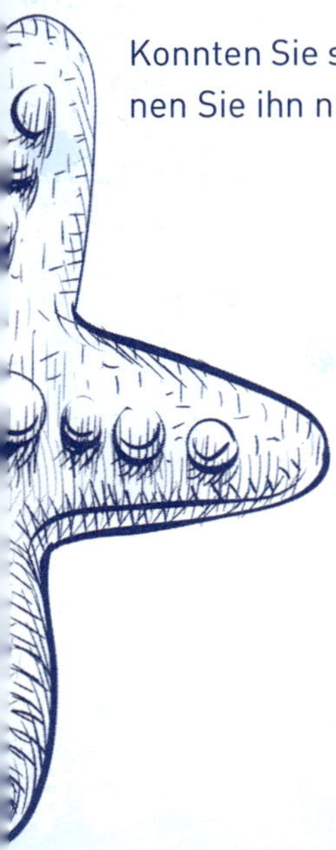

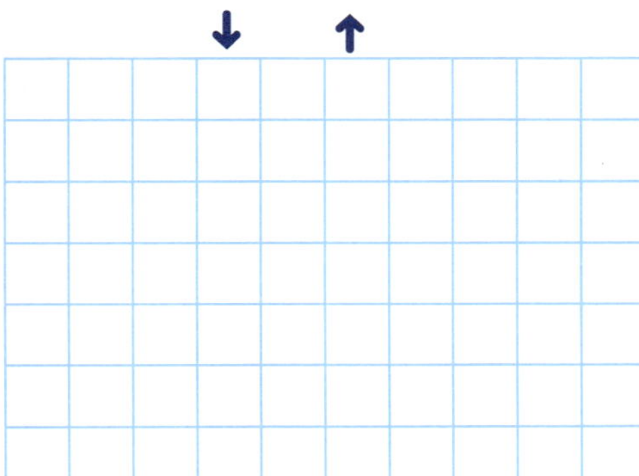

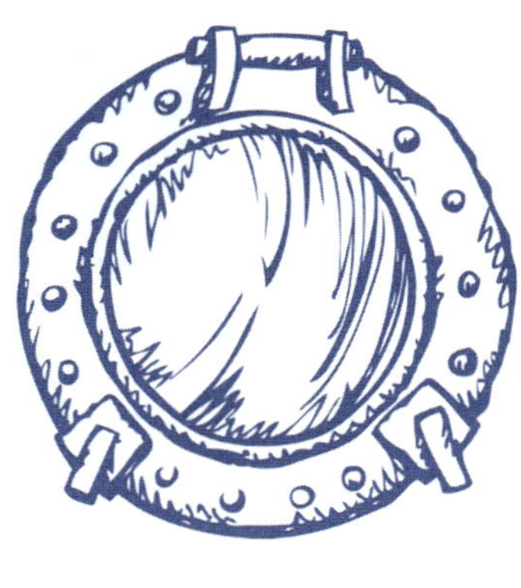

JENNIFER NIMMT MASS

Hej! Gern möchte ich Ihnen einige Sehenswürdigkeiten der schwedischen Hauptstadt zeigen, die gleichzeitig die größte Stadt Skandinaviens ist. Begeben wir uns gleich vom Hafen in die Gamla stan, die Altstadt Stockholms. Vom zentralen Platz Stortorget verlaufen alle Straßen zu den ehemaligen Stadttoren.

Puh! Gut, dass ich uns diesen Stadtplan mit einem Maßstab von 1:10 000 besorgt habe. Auf diesem Stadtplan habe ich einen Weg von 4,8 Zentimetern abgemessen.
Wie vielen Kilometern entsprechen diese 4,8 Zentimeter in natura?

FISCHE IM BORD-RESTAURANT

Während wir hier über die Ostsee schippern, gönnt sich Gregorius eine gehörige Portion Fisch im Bord-Restaurant. Eine Menge Meerestiere sind auch in diesem Bild zu sehen, das an der gegenüberliegenden Wand hängt. Ich sehe gerade: Mit nur zwei geraden Linien lässt sich das Bild in drei Bereiche unterteilen, die dann alle die gleichen Meerestiere beinhalten. Na, finden Sie es heraus?

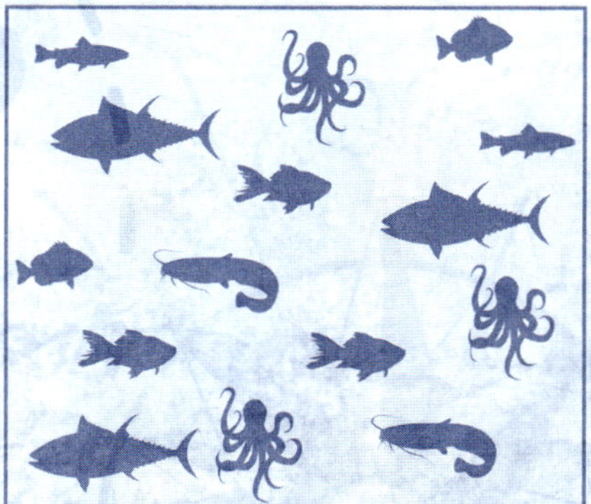

RIGA

Sehr verehrte Passagiere, hier spricht Ihr allerbester Kapitän Sascha Silberrauch! Wir erreichen nun den Hafen von Riga. Riga ist die Hauptstadt Lettlands und gleichzeitig die größte Stadt im Baltikum. Die Jugendstilbauten in dieser alten Hansestadt sind unbedingt sehenswert. Ich wünsche Ihnen einen wunderschönen Landgang!

Ich erfahre gerade, an welchem Pier die Costa DIVA im Hafen anlegen soll. Folgen Sie doch den angegebenen Himmelsrichtungen, um die Anlegestelle in Erfahrung zu bringen. A bis I stehen zur Wahl! Den Startpunkt der Costa DIVA habe ich mit »CD« markiert.

W—W—W—S—SW—SW—NW—N—NW—W—W—S—S—S—S—SW—S—S—SO—S—S—
SO—NO—NO—N—O—O—S—S—O—O—NO—O—SO—S—SO—SW—W—W—W—W—S

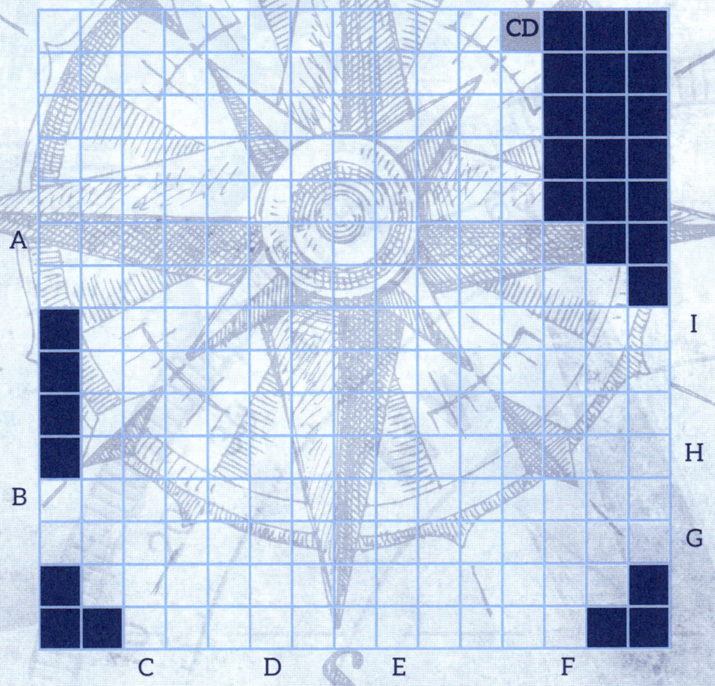

RÄTSEL MIT BÄRTEN

Sagen Sie mal, haben Sie Gregorius gesehen? Er ist mit uns in Riga an Bord gegangen, da bin ich mir sicher, aber seither hat er sich nicht mehr blicken lassen. Warten Sie mal, da kommt gerade der Chefsteward Igor Korsakoff um die Ecke.

»Igor, kommen Sie doch mal bitte. Ich möchte Ihnen mal wieder ein schönes Trinkgeld geben. Ich wollte fragen, ob Sie Gregorius in letzter Zeit gesehen haben?«

»Nein, er hat sich wohl in seine Kabine zurückgezogen. Neulich sah ich nur mal einen anderen Passagier aus seiner Kabine kommen, einen Mann mit einem dichten Vollbart. Diesen kenne ich allerdings nicht, denn er ist erst in Riga auf die Costa DIVA gekommen.«

Ein Mann mit Bart also. Ziemlich merkwürdig, finden Sie nicht auch? Irgendwie erinnert mich das an die Geschichte von den drei Männern, die ebenfalls dichte Vollbärte trugen, nämlich Herr Rot, Herr Braun und Herr Grau. Die drei Männer begegneten sich und jeder sagte einen Satz. Der erste der Herren stellte fest: *»Wir tragen entweder einen roten, einen braunen oder einen grauen Bart.«* Darauf meinte der Mann mit dem grauen Bart: *»Aber keiner hat einen Bart mit der Farbe, die seinem Namen entspricht.«* Schließlich sagte Herr Braun: *»Das ist richtig.«*

Welcher Mann hatte welche Bartfarbe?

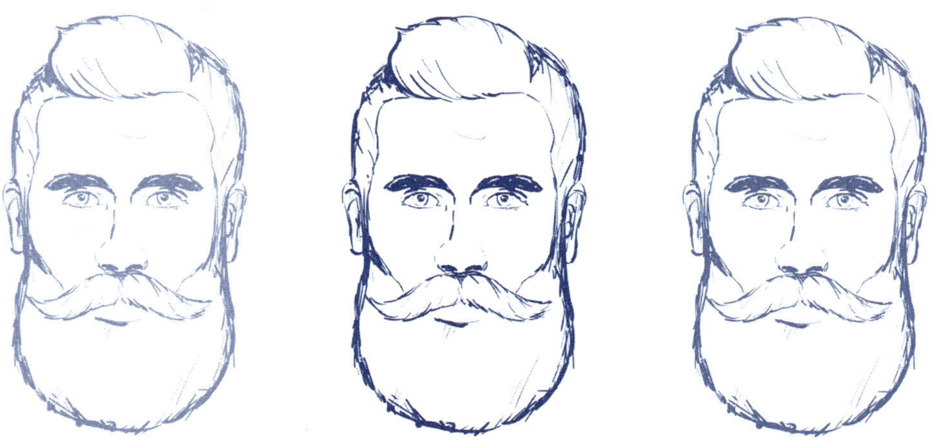

TALLINN

Gregorius sitzt wohl immer noch auf seiner Kabine. Und was hat es mit dem rätselhaften Vollbärtigen auf sich? Haben Sie den schon irgendwo gesichtet? Also, ich würde vorschlagen, dass wir uns hier in der estnischen Hauptstadt Tallinn nur im Hafenbereich aufhalten und die Costa DIVA besser im Blick behalten.

Aber schauen Sie mal dort – ein Bild aus einer ganz anderen Zeit! Estland stand lange unter fremder Herrschaft. Zuerst kamen die Dänen, dann die Deutschen, dann die Schweden, die Russen ... Viel dieser Geschichte lässt sich auch im Stadtbild Tallinns ablesen.

Erkennen Sie, was auf dem Bild gezeigt wird? Drehen Sie die Teile des Bildes vor ihrem geistigen Auge in die richtige Position und setzen Sie sie zusammen!

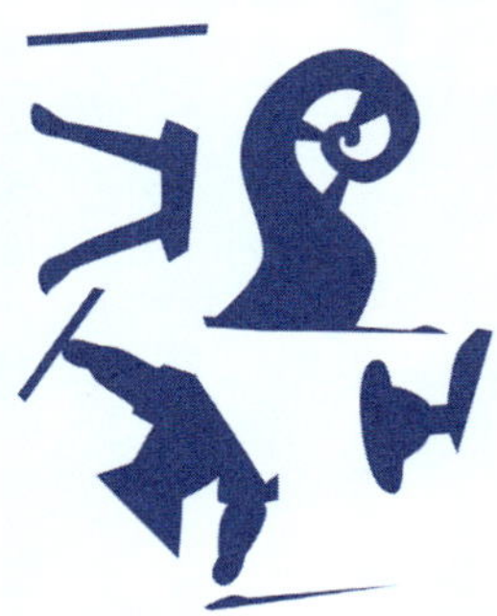

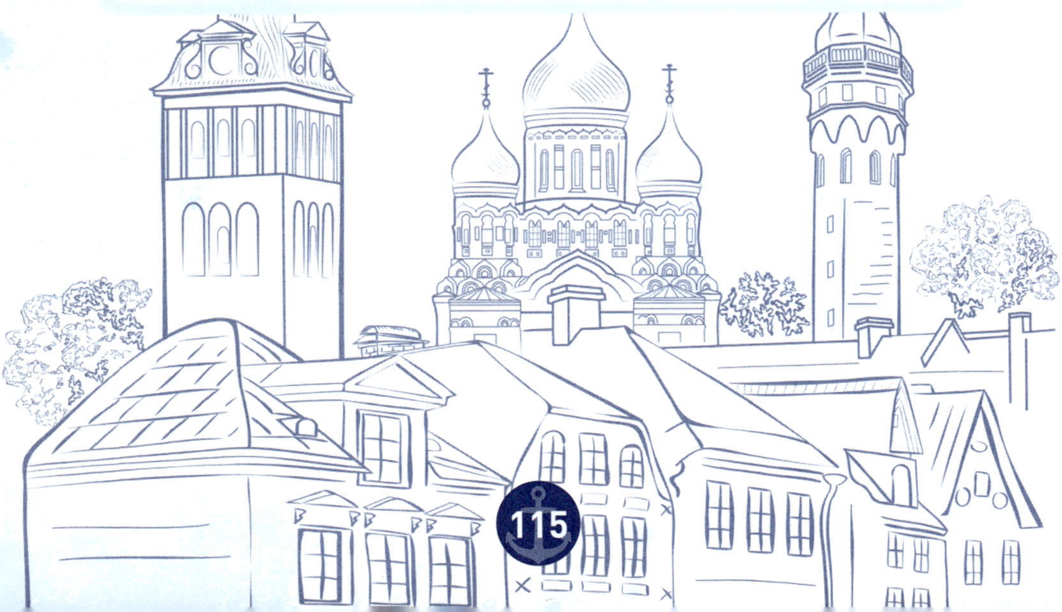

QUADRAT-ZAHL

Weiterhin keine Spur von Gregorius, und morgen erreichen wir schon Sankt Petersburg. Lassen Sie uns noch mal den Chefsteward abfangen und ihn befragen.

»Igor, wie steht es denn um Gregorius und den Mann mit dem dichtem Vollbart? Gibt es Neuigkeiten? Hier ein Scheinchen für dich …«

»Aber das ist doch wirklich nicht nötig … danke für das Geld. Also, ich konnte inzwischen herausfinden, dass sich sowohl Gregorius als auch der vollbärtige Mann nur in ihren Kabinen aufhalten und sich das Essen stets bringen lassen.«

»Welche Kabinennummer hat denn der Mann mit dem dichten Vollbart?«

Ganz einfach: Die Kabinennummer des Bärtigen ist diejenige Zahl in dem Quadrat, die durch 6 teilbar ist.

112	92	26	236
50	166	518	64
86	122	38	98
158	44	174	254

DAS GEHEIMNIS DES GREGORIUS

Ich melde mich schnell per Handy bei Ihnen, weil Sie tatsächlich recht hatten. Der Mann, der gerade aus der Kabine von Gregorius getreten ist, sieht Gregorius zwar ähnlich – er ist es aber nicht! Wie sieht es bei der anderen Kabine aus? Aha, das hatte ich mir doch gedacht!

Kommen Sie nun auch hinter das kleine Geheimnis des Gregorius?

PETER DER GROSSE

Gregorius blickt aber ganz schön grimmig, während wir hinter ihm herlaufen. Dabei ist Sankt Petersburg so eine wunderschöne Stadt, ich kann nichts als staunen. Weit über 2000 Prunkbauten gibt es in der Innenstadt zu sehen!

Dieses Standbild dort: Das ist Peter der Große. Nach seinem Schutzheiligen Simon Petrus wurde die Stadt benannt. Ich werde mir eine Ansichtskarte mit dem Denkmal darauf kaufen. Moment mal, da stimmt was nicht: Das Bild auf der Ansichtskarte weicht in einem winzigen Detail vom Original ab. Sehen Sie das auch?

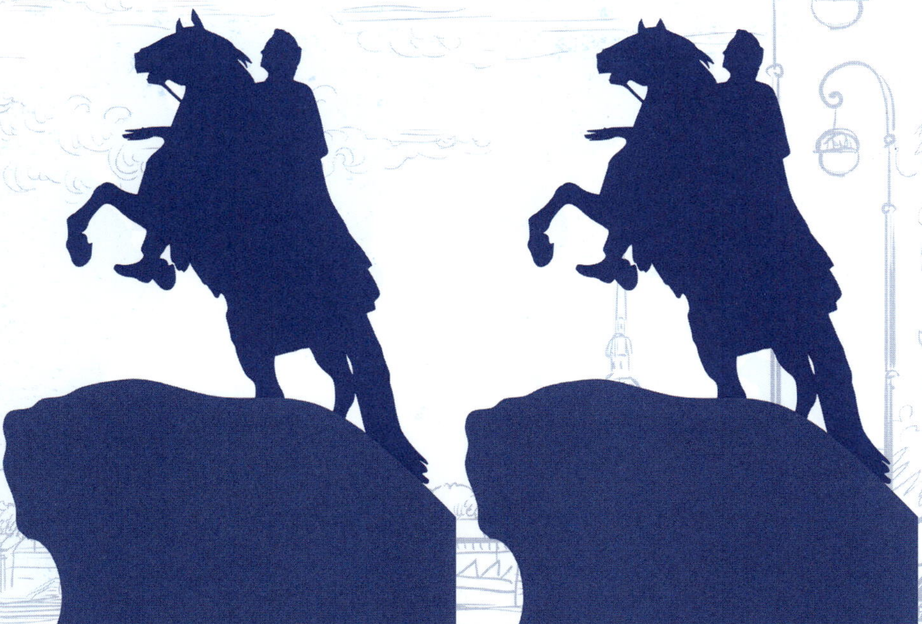

ABSCHIED MIT WODKA

Hier sollen uns andere Agenten bei der Überwachung von Gregorius ablösen. Wie ich gehört habe, hat Herr Q. dazu einige ehemalige Mitarbeiter des KGB engagiert. Wollen wir noch gemütlich ein paar Gläser Wodka zu uns nehmen, bevor wir uns wieder in unsere Heimatländer begeben? Ich habe mich in jedem Fall sehr gefreut, mit Ihnen zusammenarbeiten zu dürfen!

Sollen wir uns zu diesen vier Herren am Tisch dort setzen? Die kenne ich schon, die sind lustig. Bevor wir hingehen, erzähle ich Ihnen schon mal, was ich über sie so alles weiß:

- Der Mann, der fünf Wodka getrunken hat, hat große Hände.
- Links neben Roman sitzt Maxim, rechts daneben Konstantin.
- Der Mann mit den großen Ohren hat neun Wodka getrunken und trägt Uniform.
- Der Mann, der am zweitmeisten Wodka getrunken hat, hat große Augen.
- Der Mann, der drei Wodka getrunken hat, sitzt links neben dem Mann, der sieben Wodka getrunken hat.
- Der Mann mit der Fellmütze sitzt nicht neben dem Mann mit dem Pelzmantel.
- Sascha hat nicht neun Wodka getrunken.
- Die beiden Männer, die weder am wenigsten noch am meisten Wodka getrunken haben, sitzen nicht am Rand.
- Roman trägt keine Fellmütze.

Und nun meine Fragen an Sie: Wer hat eine große Nase und wer trägt Lederstiefel?

Name				
Wodka				
Kleidung				
Merkmal				

THE END

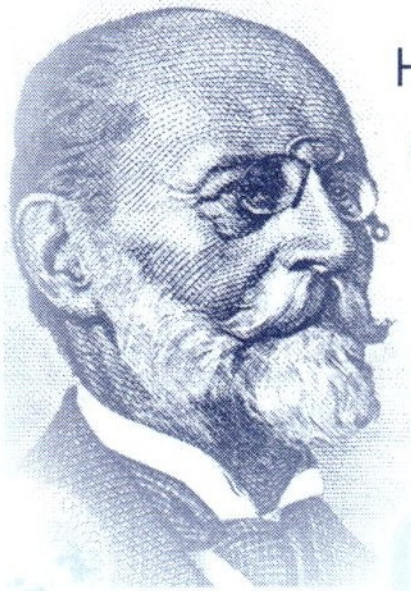

Hier Herr Q. am Apparat. Ausgesprochen wunderbar haben Sie das gemacht! Nach diesen herausfordernden Missionen haben Sie sich durchaus ein wenig Erholung verdient. Aber wir rechnen fest mit Ihnen, dass Sie auch bei künftigen Knobel-Missionen wieder mit an Bord sind! Also, bis vielleicht bald ...

Hier nun noch ein kniffliges Sudoku. Sie wissen ja: Die Zahlen von 1 bis 9 sollen in jeder Reihe, in jeder Spalte und in jedem umrandeten Bereich aus neun Feldern genau einmal vorkommen. Viel Erfolg!

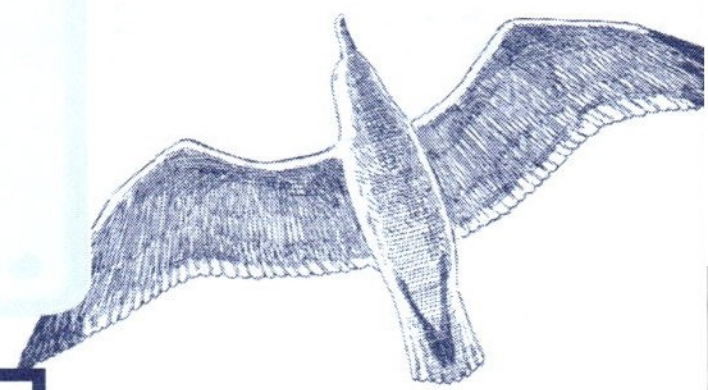

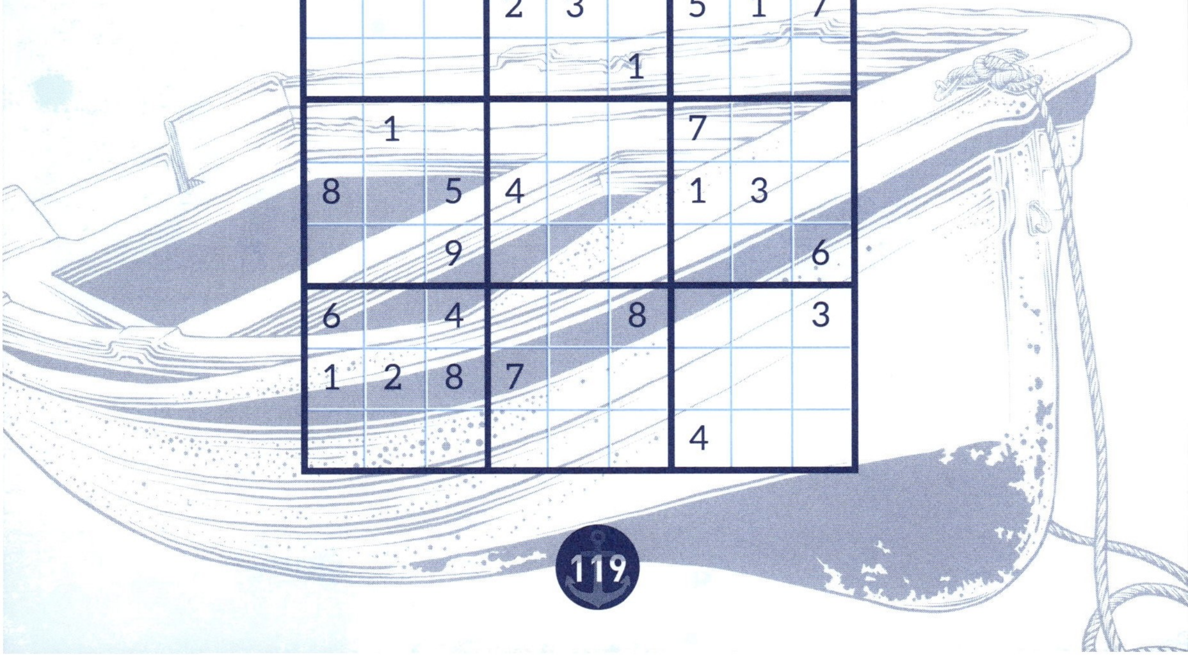

3				9				
			2	3		5	1	7
					1			
	1					7		
8		5	4			1	3	
		9						6
6		4			8			3
1	2	8	7					
						4		

DIE LÖSUNGEN

Seite 5
SIEBEN SCHIFFE AHOI!

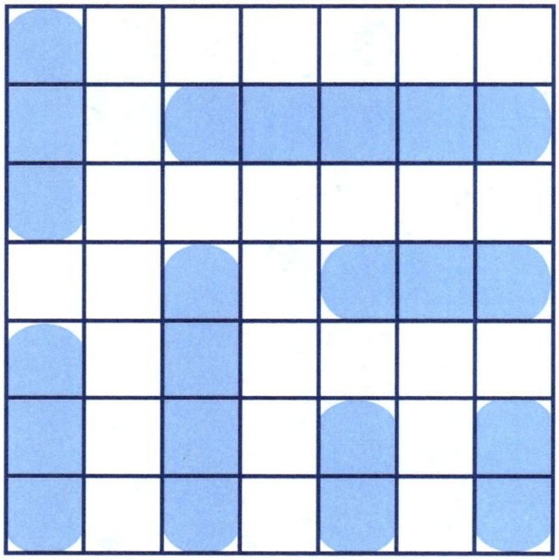

Seite 6
DIE NUMMER MIT DER KABINE

Ihre Kabinennummer lautet 99.

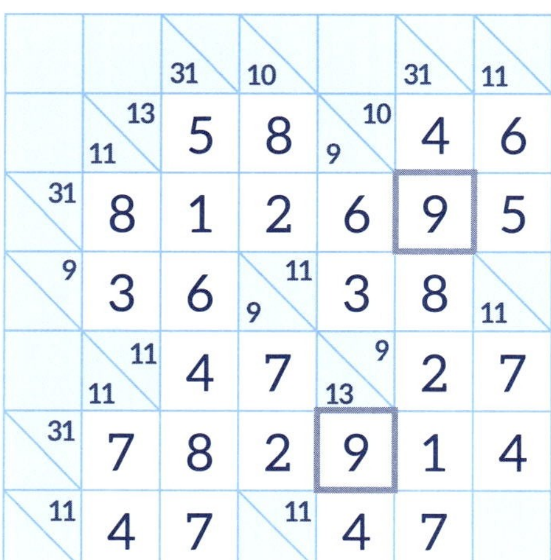

Seite 7
REISEZIELE

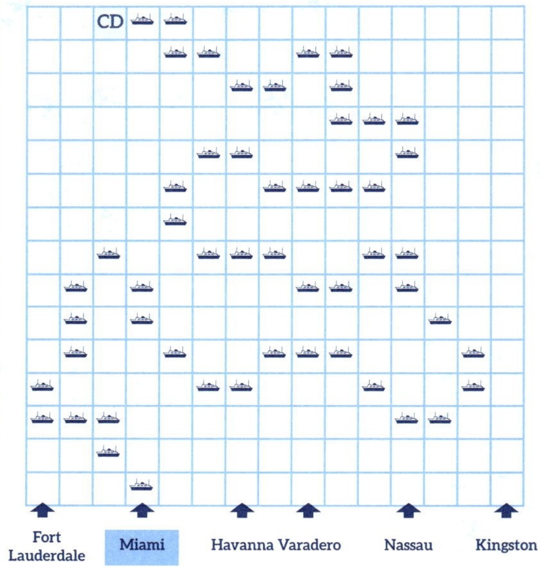

Seite 8
LEUTE, LEUTE!

An Bord der Costa DIVA befinden sich 2700 Passagiere.

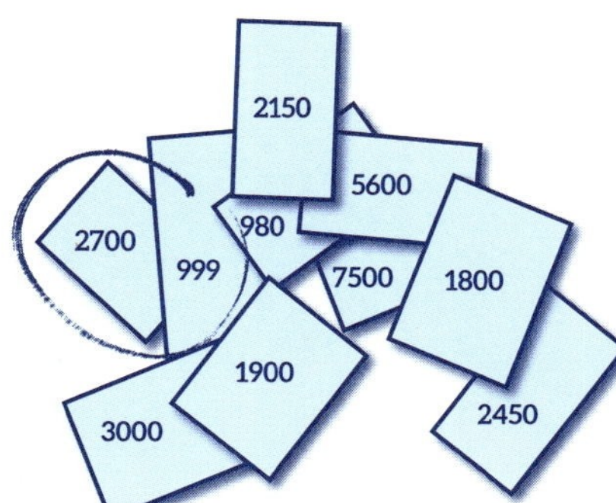

Seite 9

HERRN Q.'S SPEZIALAUFTRAG

Das Alphabet wurde mit einem M begonnen und die vorderen Buchstaben einfach hinten an das Alphabet angehängt. Der richtige Name des Juwelendiebs lautet: Taylor Green

A	B	C	D	E	F	G	H	I	J	K	L	M	N	O	P	Q	R	S	T	U	V	W	X	Y	Z
M	N	O	P	Q	R	S	T	U	V	W	X	Y	Z	A	B	C	D	E	F	G	H	I	J	K	L

Diese Verschlüsselungsmethode wurde übrigens bereits von Gaius Julius Cäsar eingesetzt.

Seite 10 oben

DER ERÖFFNUNGSABEND

The Phantom of the Opera

Seite 10 unten/11 oben

MUSTERHAFT

Das Muster der Armbänder 1, 5 und 7 ist identisch.

Seite 11 unten

GUT GESPEIST

Miss Paulson verzehrte zunächst Pasta, dann – in dieser Reihenfolge – Sushi, Thunfischsalat, Pommes frites und Cordon bleu.

Seite 13

RECHENTALENT

$200 - 10^2 = 100$

Seite 12

FLORIDA AUF DEM SCHIFF

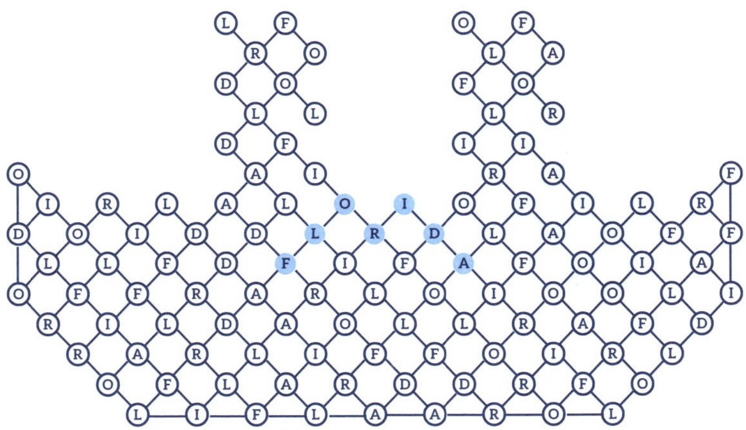

Seite 14

MIAMI

Der Pfeil bewegt sich ein Achtel vor, zwei Achtel zurück, drei Achtel vor, vier Achtel zurück, fünf Achtel vor und schließlich sechs Achtel zurück.

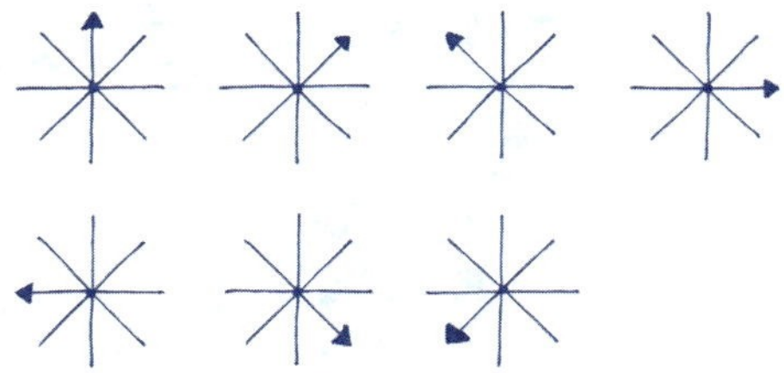

Seite 15

GEKAUFT

Es ist ein Glas Martini. Geschüttelt, nicht gerührt, versteht sich.

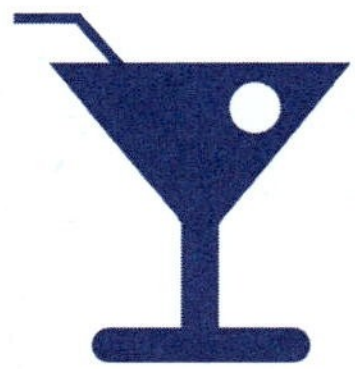

Seite 16

FORT LAUDERDALE

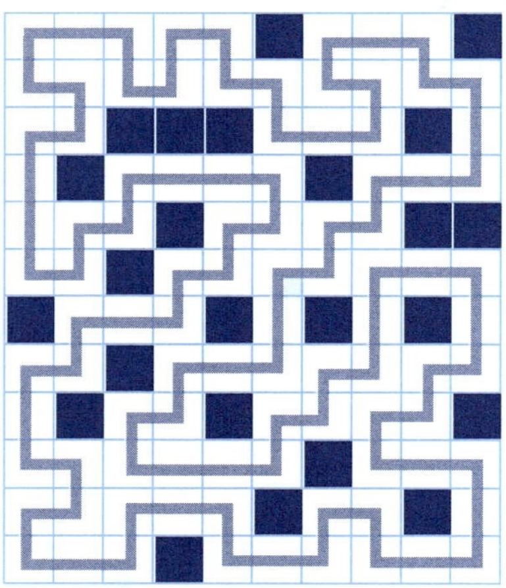

Seite 17

WIE HEISST DER SONG

Der Name des Songs lautet »ADRIATIC SEA«.

Seite 18

NASSAU

55 – 22 = 33
11 + 11 = 22
44 – 33 = 11

Seite 19

EIN SCHIFF WIRD KOMMEN

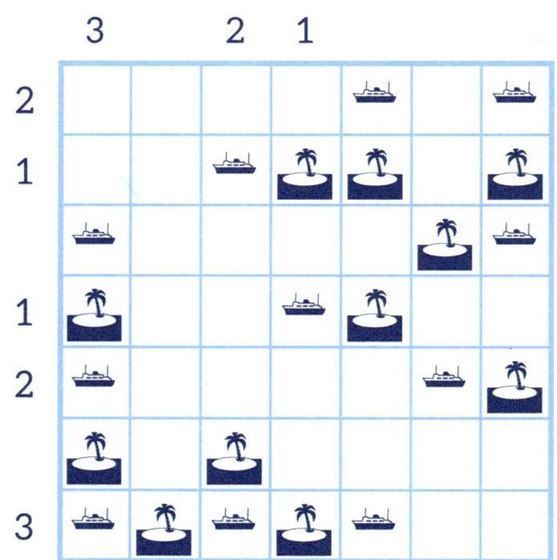

Seite 20

LATINO-RHYTHMEN

Es folgt wieder ein Schritt nach links.

Seite 21
RINGE IN HAVANNA
Es sind 65 Ringe.

Seite 22
PESOS UND ZIGARREN

33	51	17	22	77	48	35
62	31	81	32	25	57	26
91	56	39	84	60	61	82
88	47	64	93	46	74	73
28	95	28	22	15	12	66
75	13	6	31	23	53	20
80	97	75	36	79	86	19
37	24	45	4	11	44	8
2	58	65	72	83	98	13
40	55	59	42	71	99	68

Seite 23
CENTRO

T	O	N	E	R	C
E	R	C	T	O	N
R	N	T	O	C	E
O	C	E	R	N	T
C	T	R	N	E	O
N	E	O	C	T	R

Seite 24
ZIGARREN-GLEICHUNG
Ziehen Sie die Wurzel aus 1, so erhalten Sie als Ergebnis 1.

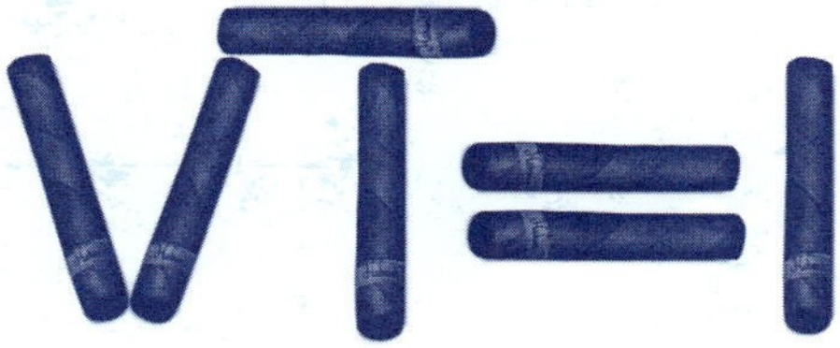

Seite 25
STRANDTAG

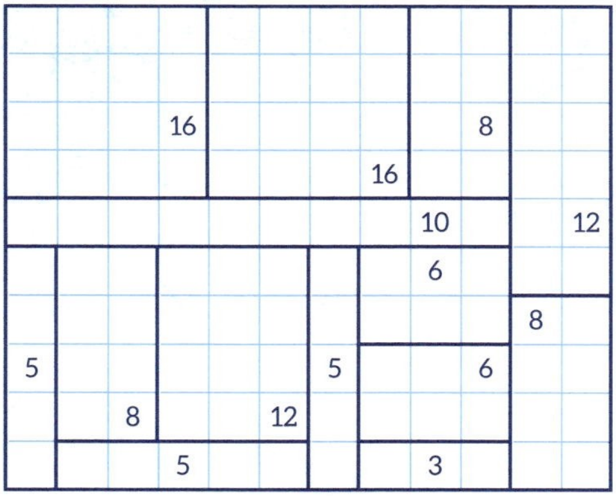

Seite 26 oben
DAS MEDIKAMENT
Die erste Tablette wird sofort eingenommen, danach vier weitere Tabletten im Abstand von jeweils 30 Minuten. Die Behandlung mit den Tabletten dauert also insgesamt 4 × 30 = 120 Minuten oder 2 Stunden.

Seite 26 unten

DAS COLLIER DER BARONIN

Das Collier ist 37 000 Euro wert. Dies sind die einzelnen Rechenschritte:
1363 + 5407 = 6770
407 + 31 593 = 32 000
5407 + 31 593 = 37 000

Seite 27

IM HAFEN VON KINGSTON

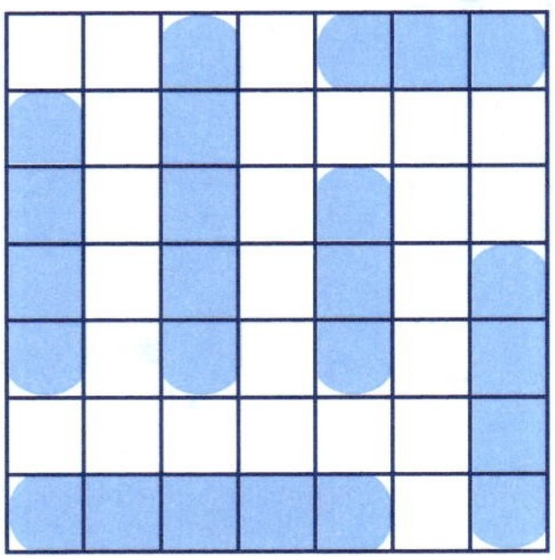

Seite 28 oben

REGGAE

Der gesuchte Reggae-Song von Bob Marley ist »Buffalo Soldier«.

Seite 28 unten

FAST ALLES EASY

Das markierte Hanfblatt wurde horizontal gewendet.

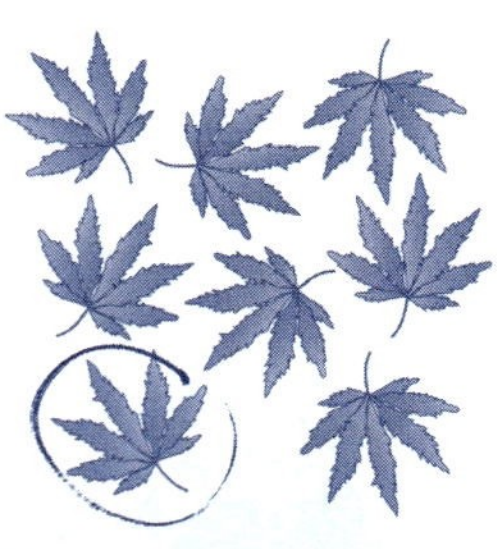

Seite 29

FRÜHSTÜCK IN DER KABINE

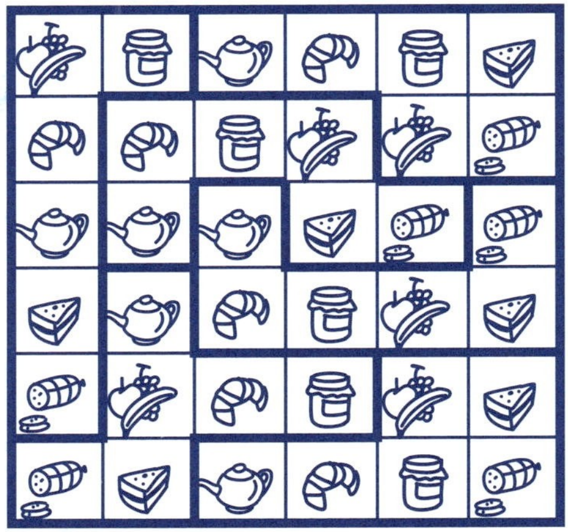

Seite 30

EIN SCHMUCKSTÜCK

Es handelt sich um einen Anker.

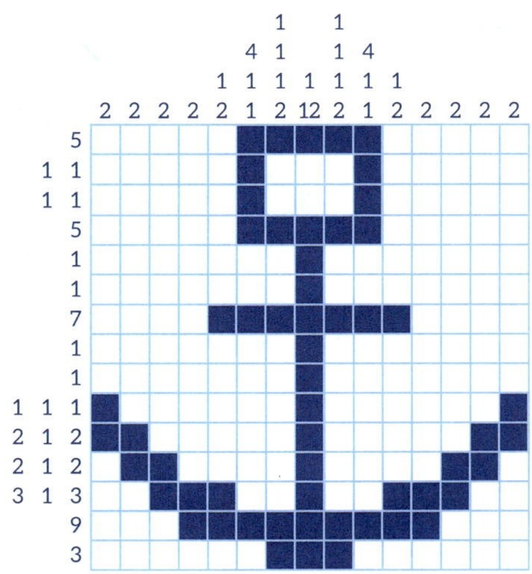

Seite 31

PANAMAKANAL

Sie beginnen ganz links oben und rechnen dann von Schiff zu Schiff:
–2, +3, –2, +4, –2, +5, –2, +6. Das letzte Schiff ist also 144 + 6 = 150 Meter lang.

Seite 32

PANAMA-STADT

Die mittlere Person rechts vom Sichtschutz kann als einzige wissen, welche Farbe ihr Hut hat. Da die Person vor ihr einen schwarzen Hut trägt, müsste die Person ganz rechts die Hutfarbe »Weiß« ausrufen, wenn auch die mittlere Person einen schwarzen Hut trüge, denn es sind ja insgesamt nur zwei schwarze Hüte vorhanden. Da dieser Ausruf nicht erfolgt, weiß die mittlere Person, dass sie einen weißen Hut trägt.

Seite 33

IM DSCHUNGEL

Es sind 29 Affen.

Seite 34

SPUCKTÜTEN

Um die Mindestanzahl zu erhalten, wird davon ausgegangen, dass die elf kleinsten Kabinen leer stehen, also alle acht Einzelkabinen sowie drei Doppelkabinen. Übrig bleiben neun der zwölf Doppelkabinen sowie die fünf Dreierkabinen. Es müssen also mindestens 9 × 2 + 5 × 3 = 33 Spucktüten griffbereit sein.

Seite 35

SECHS SOMBREROS

B1, D2, A3, A4, E4, C5

Seite 36

IZAPA

167
88 79
45 43 36
22 23 20 16
11 11 12 8 8
7 4 7 5 3 5
5 2 2 5 0 3 2

Seite 37

REGENWETTER

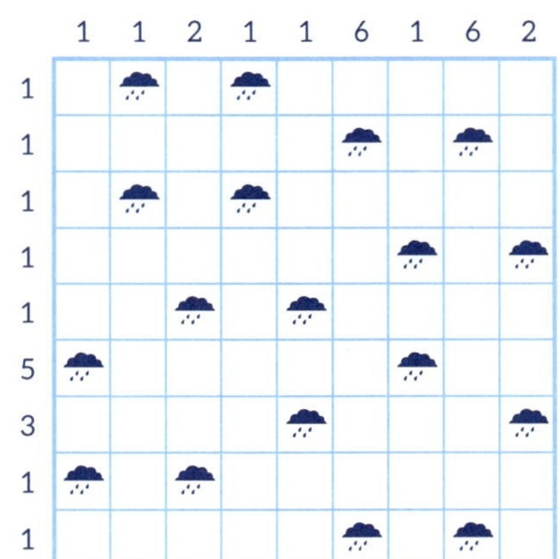

Seite 38

THERMOMETER

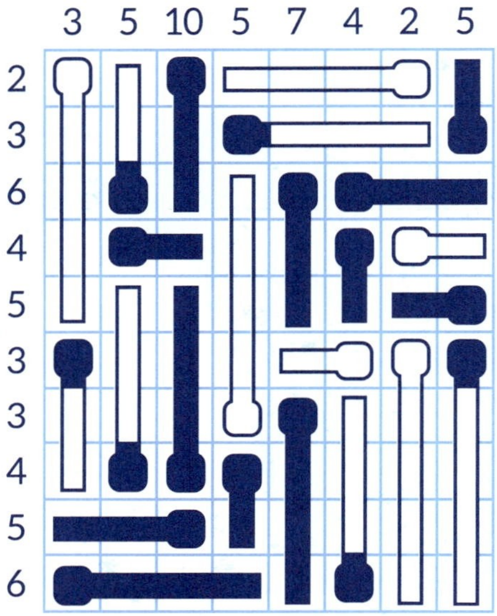

Seite 39

ACAPULCO

Bruno Galliano schlägt ein Treffen um 6 Minuten nach 11 Uhr vor.

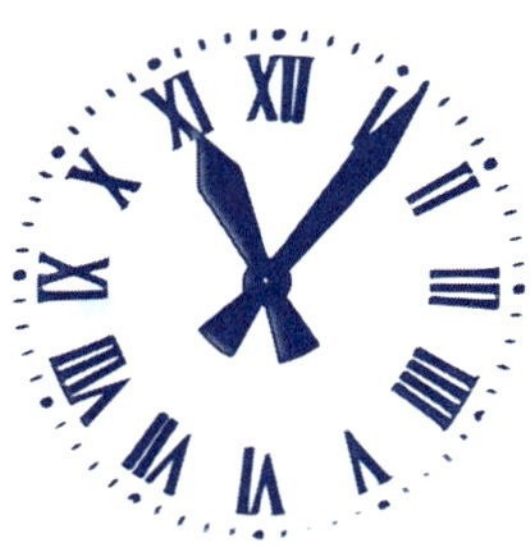

Seite 42

SCHAMPUS ZUR BEGRÜSSUNG

Person 1 stößt mit sechs anderen Personen an, das heißt, die Gläser klingen sechsmal. Person 2 stößt dann nur noch mit fünf anderen Personen an, Person 3 mit vier weiteren Personen, Person 4 mit drei weiteren Personen, Person 5 mit zwei weiteren Personen, Person 6 mit einer weiteren Person und Person 7 mit keiner weiteren Person. Insgesamt klingen die Gläser also 6 + 5 + 4 + 3 + 2 + 1 + 0 = 21-mal.

Seite 43

DIE COSTA DIVA LEGT AB

Die Costa DIVA legt um 16 Uhr ab.

Seite 44

DER NAME DER SCHATZINSEL

Der Name der Schatzinsel lautet Porto Santo.

Seite 40

DER JUWELENDIEB WIRD GEFASST

Der Juwelendieb nennt sich auf der Kreuzfahrt Gertrude Paulson. Ja, Taylor Green ist eine Frau, auch wenn sie nicht so gut singen kann wie Taylor Swift. Im Rätsel »Musterhaft« sagte Miss Paulson, dass es ihre erste Kreuzfahrt wäre. Im Rätsel »Regenwetter« sprach sie dann aber von einer vorherigen Kreuzfahrt.

Seite 45

SUDOKU MIT MARIA

6	5	1	8	4	9	7	3	2
9	8	3	7	6	2	5	1	4
2	4	7	3	1	5	8	9	6
4	7	5	9	2	1	6	8	3
8	1	9	6	5	3	2	4	7
3	2	6	4	7	8	1	5	9
1	9	2	5	3	7	4	6	8
5	6	8	2	9	4	3	7	1
7	3	4	1	8	6	9	2	5

Seite 46

DIE AFFEN VON GIBRALTAR

Nach links gerichtete Affen: 8 + 31 = 39
Andere Affen: 17 + 3 + 12 = 32
Differenz: 39 – 32 = 7

Seite 48

AS TIME GOES BY

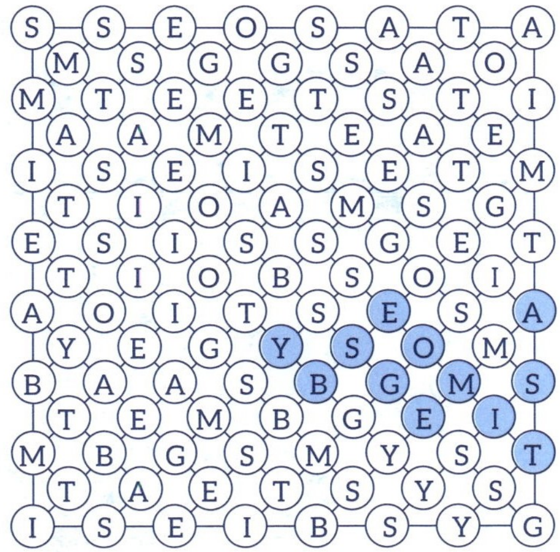

Seite 49

HASSANS LADEN

Es handelt sich um einen Fes, eine nach der marokkanischen Stadt Fès benannte traditionelle Kopfbedeckung.

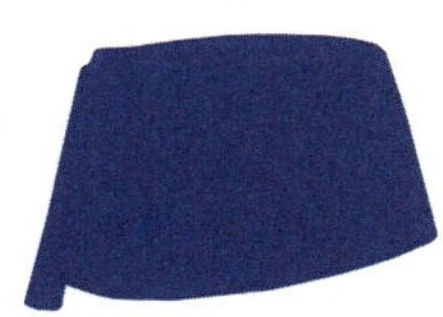

Seite 47

IN DER BORD-BAR

Die vier Ehefrauen heißen mit vollem Namen: Anne Schwarz (ein Cocktail), Margit Lutz (zwei Cocktails), Hanna Schneider (drei Cocktails) und Petra Müller (vier Cocktails). Die Ehefrauen haben zusammen zehn Cocktails getrunken.
Der Ehemann von Anne Schwarz trank viermal so viel wie seine Frau, also vier Cocktails. Der Ehemann von Margit Lutz trank dreimal so viel wie seine Frau, also sechs Cocktails. Der Ehemann von Hanna Schneider trank doppelt so viele Cocktails wie seine Frau, also sechs Cocktails. Und der Ehemann von Petra Müller trank genauso viele Cocktails wie seine Frau, also vier Cocktails. Die Ehemänner haben zusammen 20 Cocktails getrunken.

Seite 50
WURST ZUM FRÜHSTÜCK

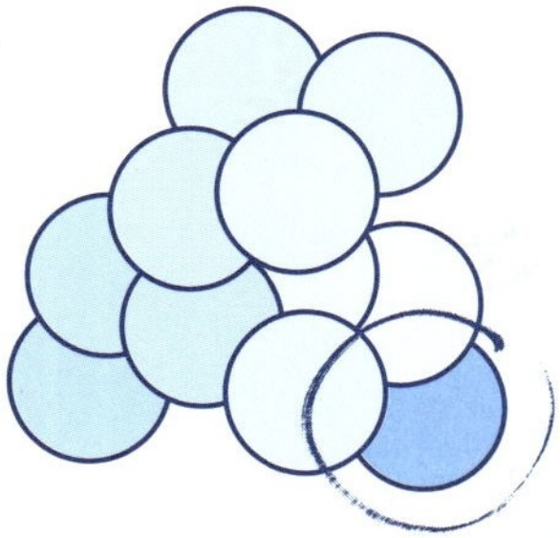

Seite 51
KANARISCHE INSELN

A El Hierro
B La Palma
C La Gomera
D Teneriffa
E Gran Canaria
F Fuerteventura
G Lanzarote

Seite 52
TENERIFFA

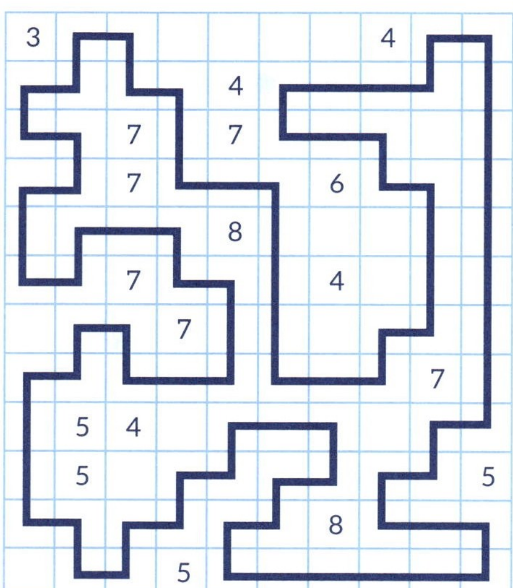

Seite 53
DIE SUCHE NACH DEM LIEGESTUHL

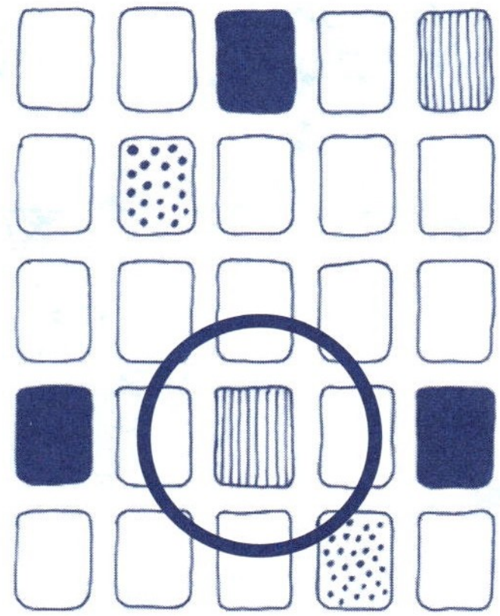

Seite 54
VULKANGESTEIN AUF DEM TEIDE

Das war kein steiniger Lösungsweg, oder? Die im jeweiligen Schritt eingefügten Steine wurden markiert.

1	●	○	●	○	●	○		
2	●	○	●			○	○	●
3	●	○	●	○	○			●
4	●			○	○	○	●	●
5	●	●	●	○	○	○		

Seite 55
MADEIRA

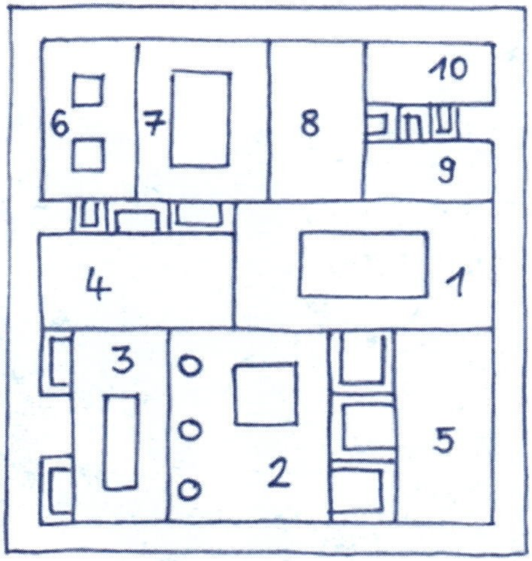

Seite 56
AUF PORTO SANTO

Die Tochter trägt den Namen Jemande.

Seite 57
MAUER MIT WAS DRUM HERUM

1. Der Baum neigt sich nach links.
2. Es stehen vier Wolken am Himmel.
3. Die Sonne scheint auf der rechten Seite.
4. Vor der Sonne befindet sich nur ein einziger Vogel.
5. Die Katze links unten hat einen gestreiften Schwanz.

Seite 58
ZAHLEN ZEIGEN DEN WEG

1	29	18	27	20	16	24	2	33	16
3	22	23	29	35	11	23	36	35	3
32	5	12	20	4	20	32	4	20	4
3	20	31	30	19	7	16	3	15	2
30	1	7	2	16	38	26	8	16	31
36	13	37	32	34	15	24	9	34	26
23	27	23	10	19	13	35	15	36	34
6	5	22	21	30	14	2	16	28	9
37	13	2	7	2	21	38	17	6	4
4	2	36	12	33	30	33	21	11	25
8	29	31	14	32	6	28	27	6	21
34	7	13	32	25	17	4	3	30	39

Seite 59
DER PLATZ MIT DEM SCHATZ

→	↓	←	→	↓	←	←	↓
↓	←	↑	↓	←	←	↑	←
→	→	→	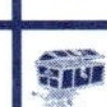	→	↑	←	↑
→	→	↑	↑	↑	→	↑	↑
↑	↓	→	↑	→	↑	→	↑
→	→	↑	↑	↑	←	←	←
↓	↑	←	←	→	↑	↑	←
→	→	↑	←	↑	←	→	↑

Seite 60

DOPPELTER SCHATZ

Im rechten Bild fehlt die markierte Goldmünze.

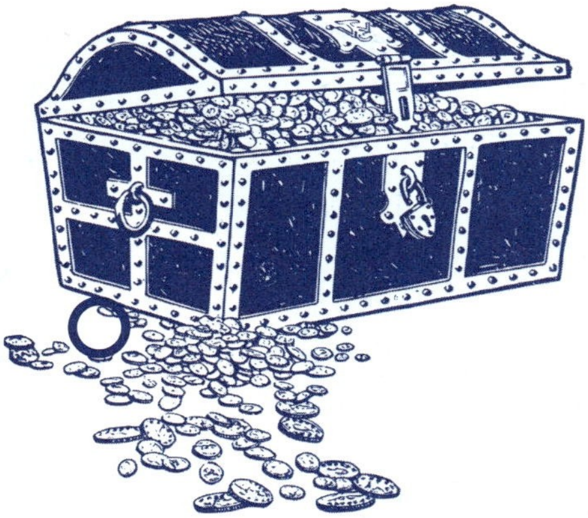

Seite 61

WEITERE ANWEISUNGEN VON HERRN Q.

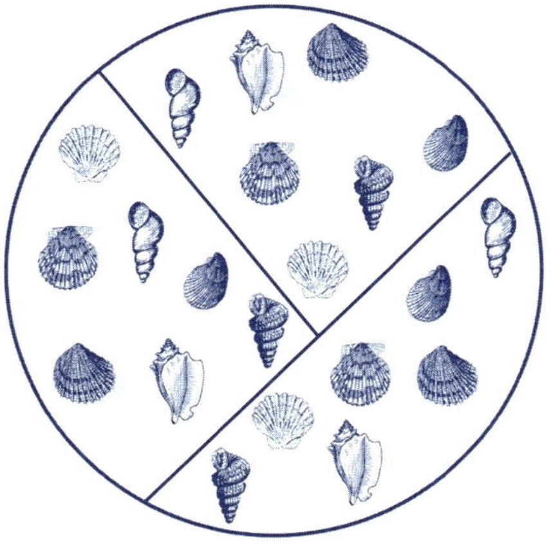

Seite 62

ZU DEN AZOREN

Ziehen Sie bei zwei gegenüberliegenden Zahlen jeweils die höhere von der niedrigeren ab, um als Differenz die Zahl 5 (Zahl in der Mitte des Steuerrads) zu erhalten.

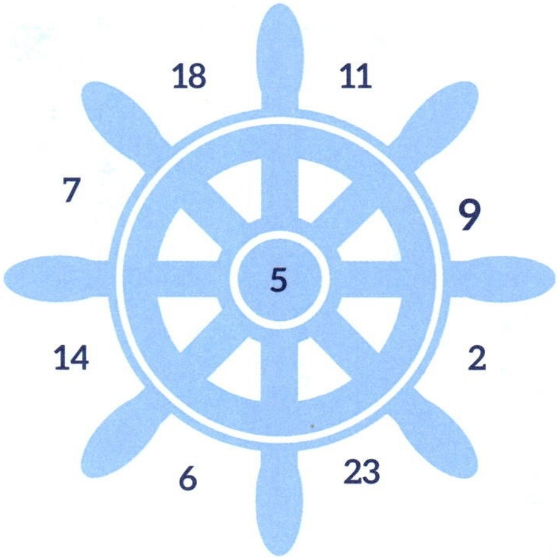

Seite 63

FLORES

O	F	S	R	L	E
R	E	L	F	O	S
S	R	O	E	F	L
F	L	E	O	S	R
L	O	R	S	E	F
E	S	F	L	R	O

Seite 64

VIER SÖHNE UND EIN FLUGHAFEN

Name	Tim	Tom	Ben	Jim
Alter	11	8	13	5
Haarfarbe	schwarz	blond	rot	braun
T-Shirt-Farbe	rot	blau	grün	gelb

Seite 66

IRRPFAD ZUR KABINE

Ihre Kabinennummer ist die 409.

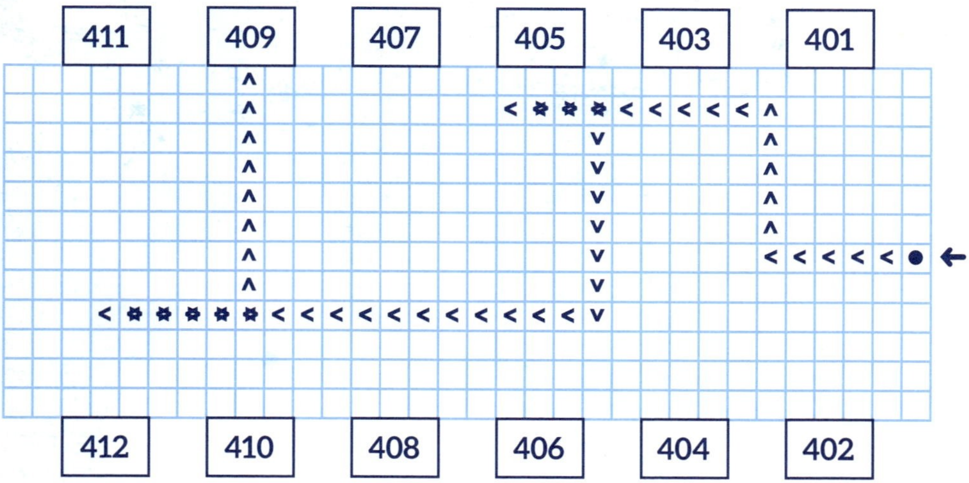

Seite 67

AUFWÄRMRÄTSEL

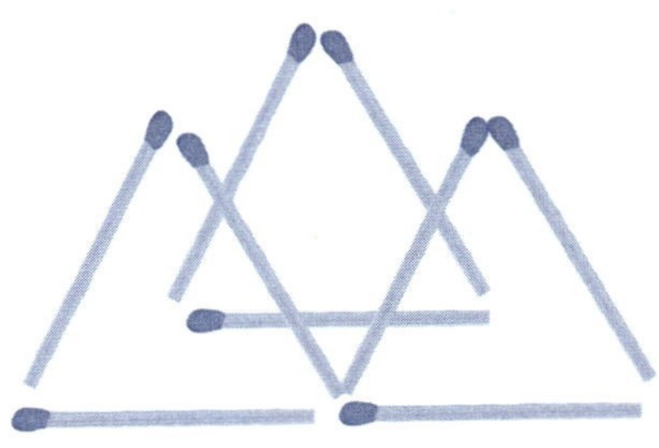

Seite 68
BERGEN UND MEHR

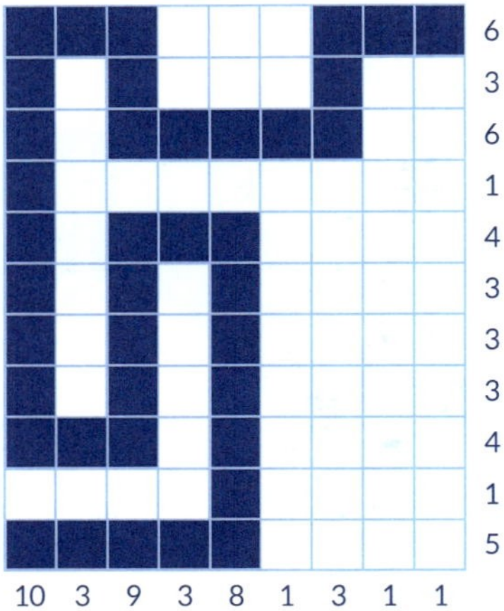

Seite 69
RICHTUNG NORD ZUM FJORD

Der Name der norwegischen Hauptstadt Oslo kommt in dem Buchstabensalat vierzehnmal vor.

OLSOLOSLLS**OSLO**OLSOOOSLLS
SO**OSLO**OSSLOSOLS**OSLO**SOOLL
SOS**OSLO**SLO**OSLO**SSO**OSLO**SLL
OSLOSOLSOSOLOSOLSOLS**OSLOOS**
LOSLOSOSOLSOO**OSLO**S**OSLO**OOS
LSSOLSOSLSOSOLS**OSLO**OOSLS
OLSO**OSLOOSLO**SOOSL

Seite 70
SEEFAHRER AUS ÅLESUND

Der gesuchte Seefahrer hieß Ole Brude. Er wurde um das Jahr 1876 in Ålesund geboren und starb 1949 in Seattle.

Seite 71
DAS TATTOO DES CHEFSTEWARDS

Der Tätowierer muss noch eine 7 stechen, dann ist die Reihe der ersten fünf Primzahlen vollständig.

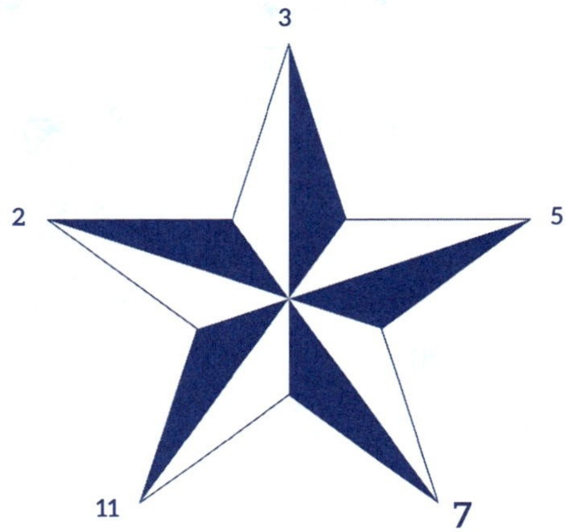

Seite 72 oben
STUDIERENDE IN TRONDHEIM

3360 sind 8 Prozent von 42 000.

Seite 72 unten
HERUMGEEIERT

Es sind acht Eier.

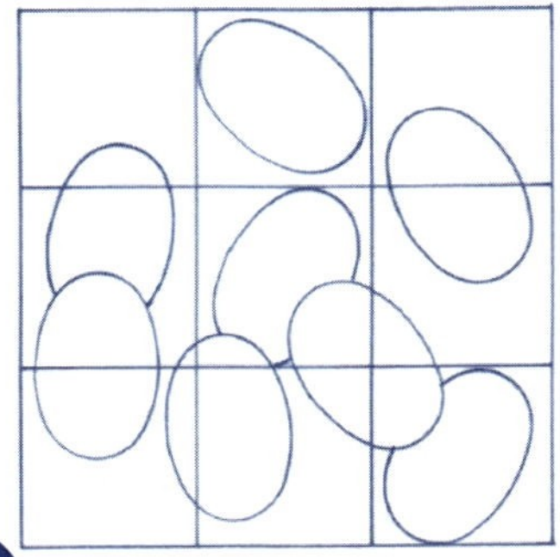

Seite 73
LINIEN AUF DEN LOFOTEN

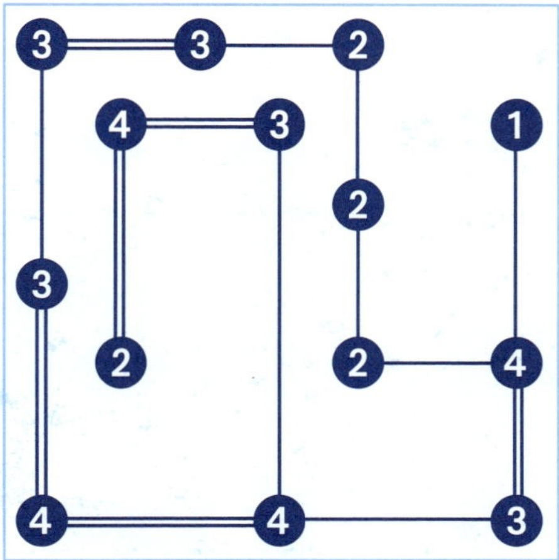

Seite 74
STERNBILD AM NORDHIMMEL

Es ist das Sternbild Großer Bär, das manchmal auch Großer Wagen genannt wird. Am Nordhimmel ist es das ganze Jahr über sichtbar.

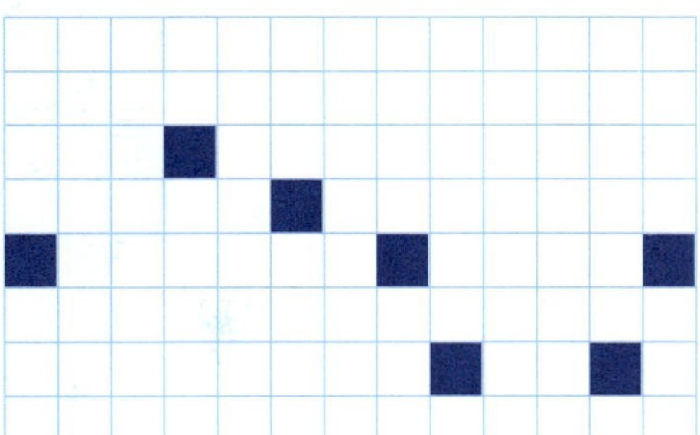

Seite 75
DUNKLE WOLKEN IN HARSTAD

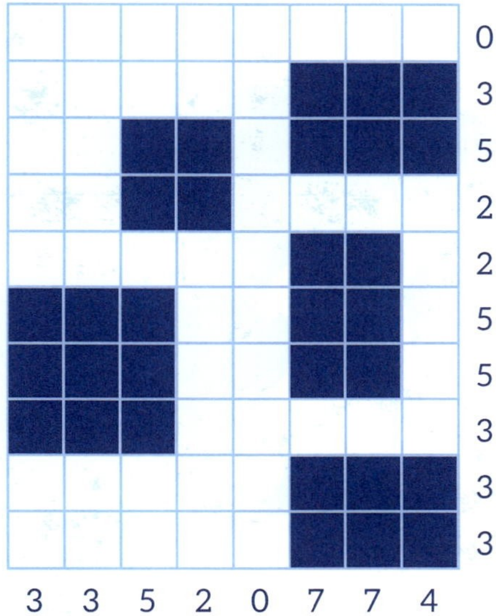

Seite 76
ES SCHNEIT

Die dunkel markierte Schneeflocke kommt achtmal vor, die anderen Schneeflocken jeweils nur siebenmal.

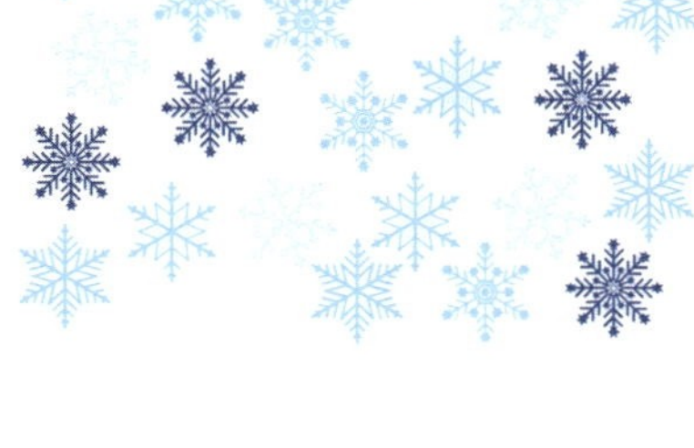

Seite 77

HAMMERFEST UND EINE SKIZZE

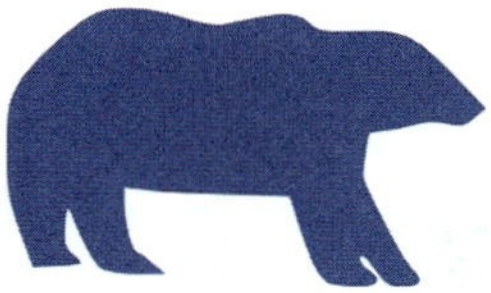

Seite 78

EISSCHOLLEN AM NORDKAP

1		2		2	2		2
	2					2	
	2		3				
2		1		3		2	
2					4		1
	3		3				
2				4			1
1		3			3		2
	3			3		4	
	2		2				

Seite 79 oben

EISZAPFEN-UNGLEICHUNG

Seite 79 unten

SKILÄUFER IN KIRKENES

Beim Skiläufer links oben fehlt die Spitze am Skistock.

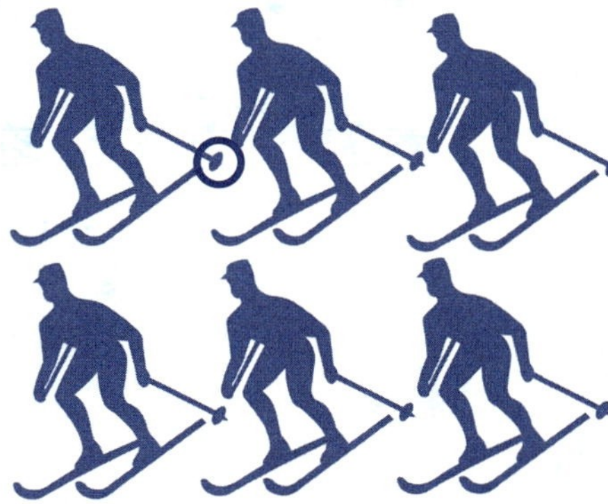

Seite 80

DAS SITZT

Sie haben auf dem Rückflug von Kirkenes den Sitz 2A.

2B	1A	4C	3D
4D	3C	2A	1B
3A	B4	1D	2C
1C	2D	3B	4A

Seite 82

ÜBER DEN MARKUSPLATZ

Die drei Gondolieri singen die bekannten italienischen Lieder »O Sole Mio«, »Santa Lucia« und »Marina«.

Seite 83

GONDELFAHRT

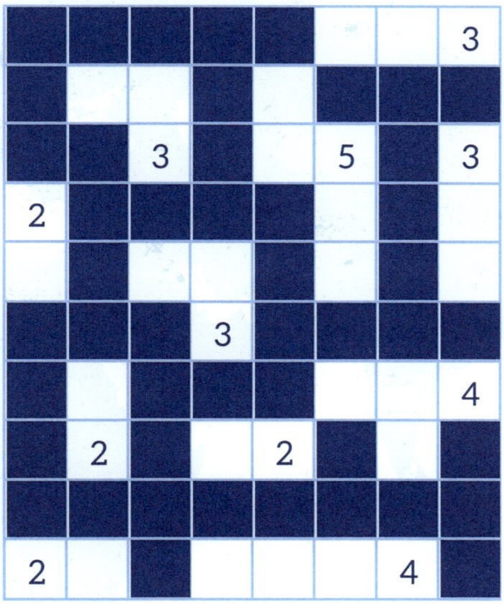

Seite 84

ENTSCHLÜSSELUNGSAUFTRAG

Der lateinische Satz lautet: In dubio pro reo – »Im Zweifel für den Angeklagten«.

Seite 85

EIN DRINK IN DER ADRIA

Die Flaschen standen ursprünglich in dieser Anordnung: 2, 5, 4, 5, 1, 3.

Seite 86

FRAU KVČRGRĆ ERKLÄRT ĆEVAPČIĆI

Bulgarien, Serbien (½ wie in Bulgarien), Bosnien-Herzegowina (½ × ½ = ¼ wie in Bulgarien)

Seite 87

DELFINE IN DER BUCHT VON KOTOR

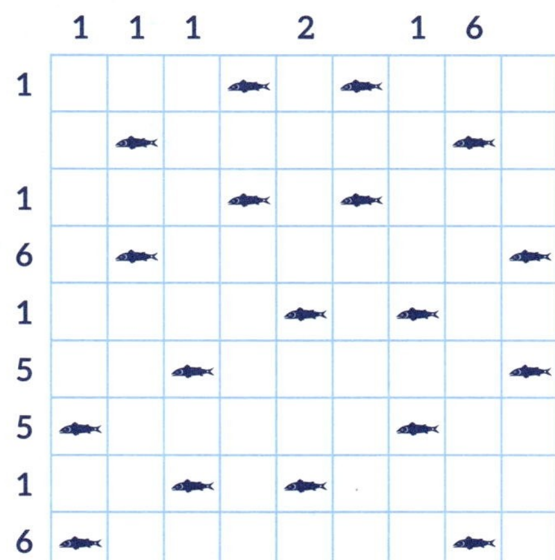

Seite 88

TRINKGELD FÜR DEN CHEFSTEWARD

1329 Euro

Seite 89

RECHNEN AUF GRIECHISCH

Δ = 1, Ψ = 2, Σ = 3, Θ = 4, Ω = 5, Π = 7

11	×	7	=	77
+		+		−
3	×	14	=	42
=		=		=
14	+	21	=	35

Seite 90

IN DER BORDKÜCHE

1. Von den Karotten gibt es die größte Anzahl, nämlich 24.
2. Die kleinste Menge gibt es von den Baguettes, nämlich 13.
3. Auf der linken Seite lagern die Bananen und die Baguettes.
4. In der Mitte befinden sich die Äpfel und die Zitronen.

Seite 91

AKROPOLIS

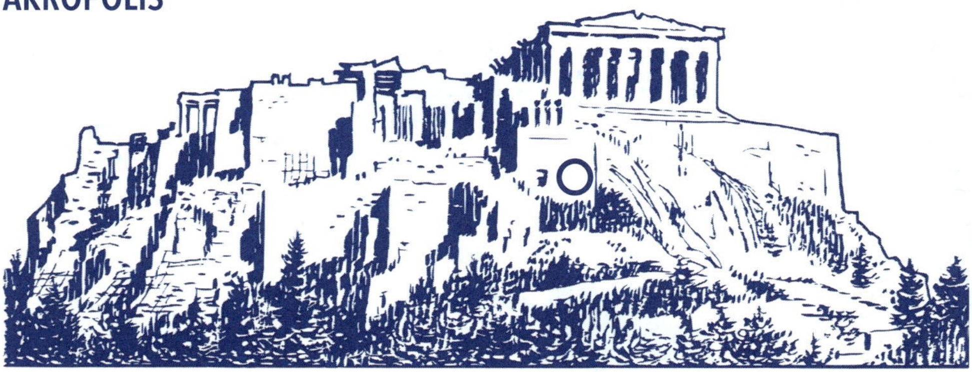

Seite 92

RICHTUNGSSUCHE IN ISTANBUL

	↓	↙	↘	↙	↓	↙	
→	4	3	3	4	6	2	↙
→	5	2	3	4	5	3	↖
↗	3	1	3	2	3	2	↖
→	3	3	3	3	4	1	↖
↘	5	1	3	3	3	2	←
↗	4	1	1	1	3	0	↖
	↑	↖	↑	↑	↑	↖	

Seite 93 oben

BRIEFMARKEN

333 : 3 – 100 = 11. Die Ansichtskarte mitsamt Briefmarke kostet 11 Türkische Lira.

Seite 93 unten

DER MINI-KOLOSS VON RHODOS

Das Modell ist ein Tausendstel so hoch wie der Original-Koloss. Sein Volumen beträgt aber wegen der Dreidimensionalität nur 1/1 000 000 000, also 1 durch eine Milliarde. 10 000 Tonnen entsprechen 10 Milliarden Gramm. Der Mini-Koloss hätte also ein Gewicht von lediglich 10 Gramm.

Seite 94

GETEILTE INSEL

2	3	3	1	3	3	3	1
2	1	3	2	2	1	2	3
3	3	2	1	3	3	2	3
1	3	2	3	1	3	1	3
2	2	1	3	3	2	2	1
3	3	2	2	1	3	3	2
2	3	1	3	2	1	3	2
2	1	3	3	2	3	2	1
1	2	2	1	3	3	2	3
3	3	3	2	2	1	3	3

Seite 95

DIE VERSCHLÜSSELTE INSCHRIFT

Beginnt man mit dem Buchstaben P, so lässt sich – waagerecht und senkrecht – das lateinische Sprichwort »pecunia non olet« lesen, das »Geld stinkt nicht« bedeutet.

T	O	N	A	I	P	E
E	L	O	N	N	U	C

Seite 96

KRAWATTENKOSTEN

Die Krawatte mit den Streifen kostet 8 + 4 + 3 = 15 Euro, die Krawatte mit den Punkten 7 + 9 + 2 = 18 Euro und die musterlose Krawatte 6 + 5 + 1 = 12 Euro.

Seite 97

EINE HAUSNUMMER

43	12	45
30	19	51
27	69	4

Seite 98

WEISSE STADT

		1		3		
2	2	5	1	3	4	
1	5	3	4	2	1	4
3	3	1	2	4	5	1
2	4	2	5	1	3	2
3	1	4	3	5	2	
	3	2	2	1		

Seite 99

JAFFA

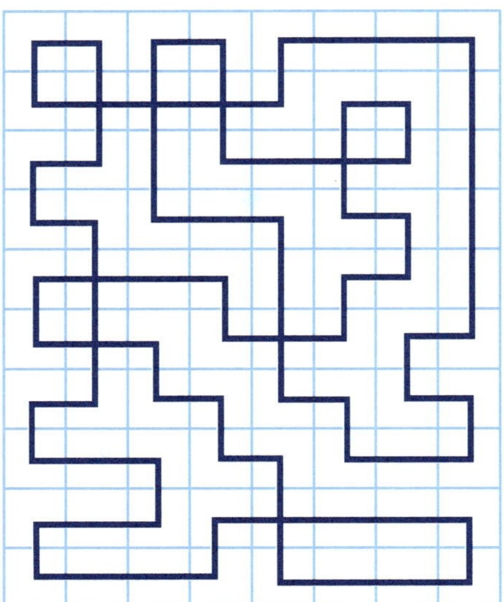

Seite 100

EIN ABEND VOLLER GITARREN

In die Figur passen exakt neun Gitarren.

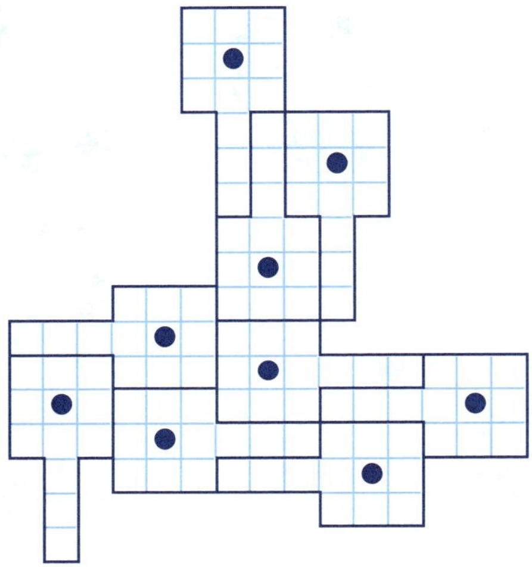

Seite 101

LEUCHTTÜRME

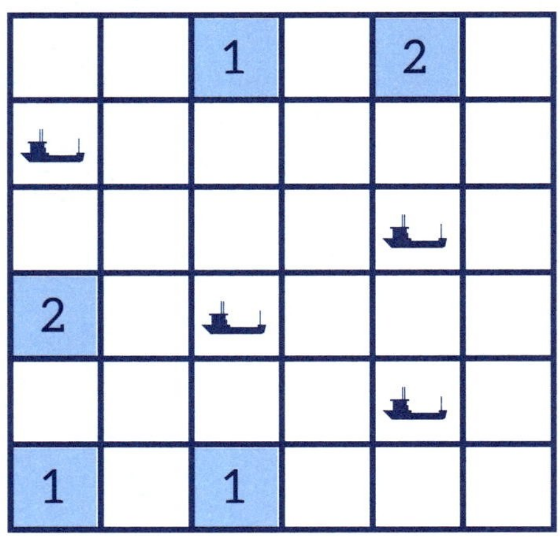

Seite 102 oben

BEI DR. FATHI

Berlin (Deutschland), Izmir (Türkei)

Seite 102 unten

BOARDINGZEIT

Die verdoppelte Zeit von Mitternacht bis 6:32 Uhr ist 13:04 Uhr. Es wird ein Fünftel von eineinhalb Stunden addiert, das sind 18 Minuten – daraus ergibt sich die Uhrzeit 13:22 Uhr. Zum Schluss müssen noch 12 Minuten addiert werden, um die tatsächliche Boardingzeit 13:34 Uhr zu erhalten.

Seite 104

GANZ SCHÖN VIELE MÖWEN

Chefhostess Bettina Fürst ist acht Möwen begegnet.

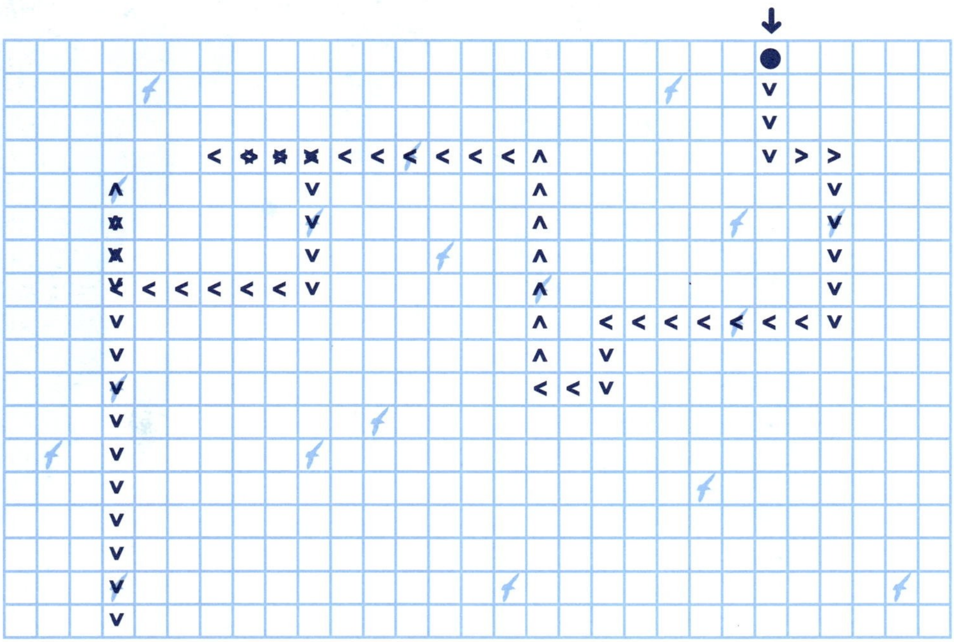

Seite 105

AUSHOLEN ZUM KIELHOLEN

Sie können das Wort KIEL in dem Buchstabenkreuz sechszehnmal lesen – viermal von jedem der vier K's aus.

Seite 106

DIE NUMMER MIT GREGORIUS

Die Kabinennummer von Gregorius lautet 1 + 3 + 6 + 9 = 19.

7	5	3	6	8	4	2	9	1
6	9	4	1	2	3	5	7	8
2	8	1	9	5	7	4	3	6
1	3	6	4	7	9	8	2	5
8	4	2	5	3	6	7	1	9
9	7	5	2	1	8	6	4	3
5	6	9	3	4	2	1	8	7
3	2	8	7	6	1	9	5	4
4	1	7	8	9	5	3	6	2

Seite 107

VERFOLGUNGSJAGD

↓		→	↓		↓
→	5	←	→	7	←
↑	←	→	↓	→	↑
↓		5	→	↓	
1	→	↑	←	→	6
→	↑		1	←	↑

Seite 108

SIEBEN MEERJUNGFRAUEN

Schauen Sie genau hin: Bei der markierten Meerjungfrau wurde der Übergang zur Schwanzflosse etwas verändert.

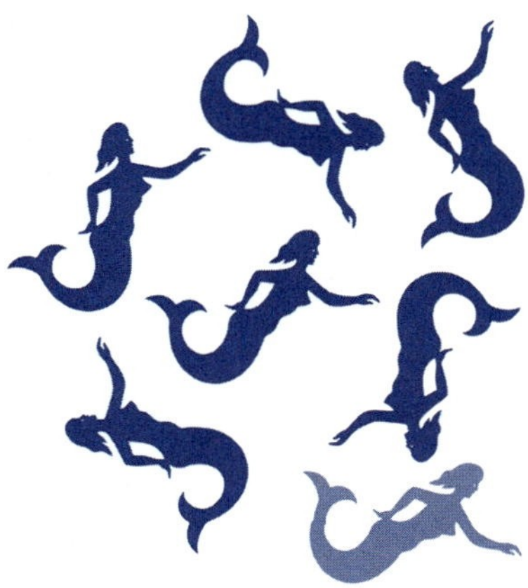

Seite 109
ERHEBUNG AUF GOTLAND

Die höchste Erhebung auf Gotland ist 82 Meter hoch.

4	8	6	1	5	3	7	2
6	2	7	3	4	8	5	1
5	4	1	8	2	7	6	3
15	14	14	12	11	18	18	6

Seite 110
PIPPI UND VISBY

			Y			
I	S	Y	S	V	S	B
	I	V	V	B	I	Y
	S	B	B	S	V	I
	B	Y	V		Y	
					I	

Seite 111
BORD-SPAZIERGANG

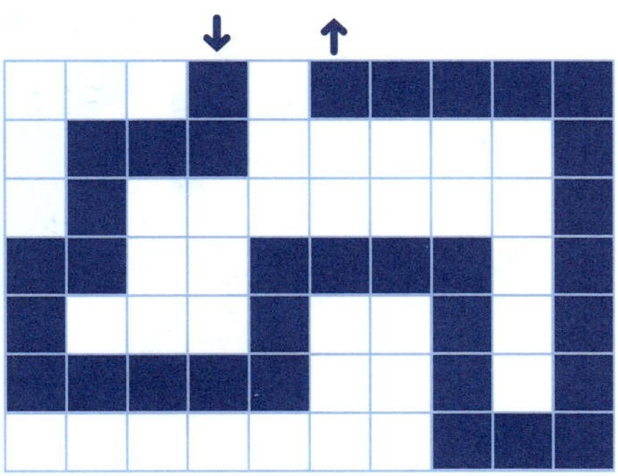

Seite 112 oben
JENNIFER NIMMT MASS

Bei einem Maßstab von 1:10 000 entsprechen die 4,8 Zentimeter auf der Karte 480 Metern in der Wirklichkeit, also 0,48 Kilometern.

Seite 112 unten
FISCHE IM BORD-RESTAURANT

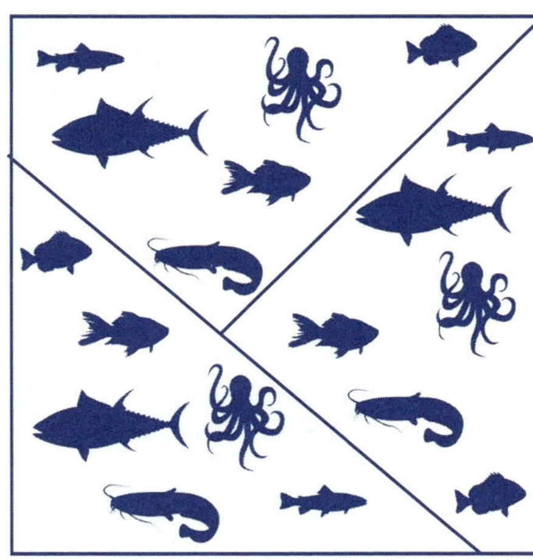

Seite 113
RIGA
In Riga macht die Costa DIVA an der Anlegestelle E fest.

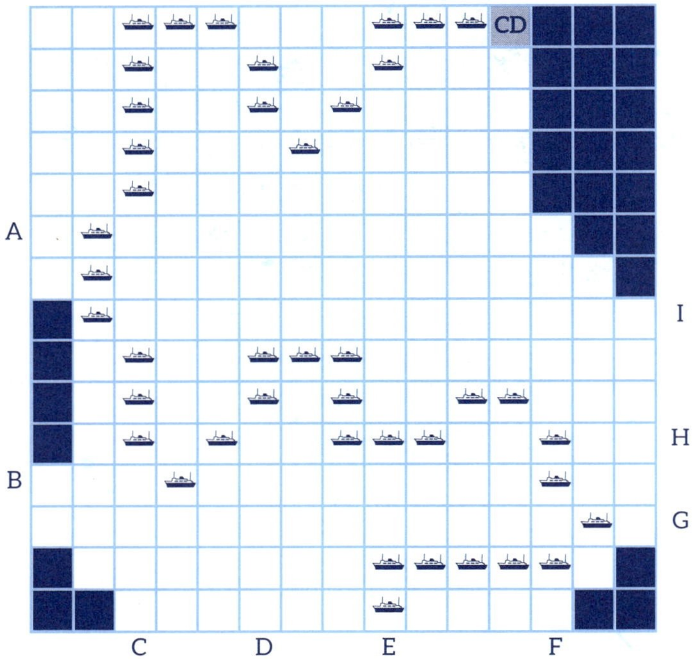

Seite 114
RÄTSEL MIT BÄRTEN
Da Herr Braun nicht den braunen Bart tragen kann und auch nicht den grauen, da dieser bereits vom Vorredner belegt ist, trägt er den roten Bart. Der Mann mit dem grauen Bart wiederum kann nicht Herr Grau sein, also ist es Herr Rot. Herr Grau, der erste Redner, trägt den braunen Bart.

Seite 115
TALLINN

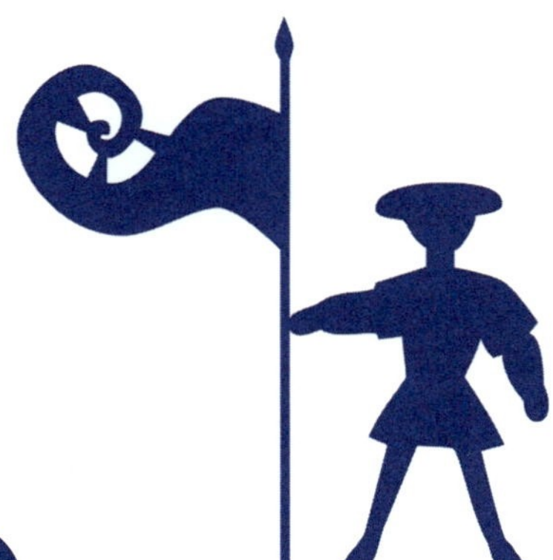

Seite 116 oben

QUADRAT-ZAHL

Hier helfen zwei Tricks: Eine Zahl ist durch 6 teilbar, wenn sie sowohl durch 2 als auch durch 3 teilbar ist. Die Teilbarkeit durch 2 wird durch eine gerade letzte Ziffer angezeigt. Durch 3 ist eine Zahl teilbar, wenn ihre Quersumme durch 3 teilbar ist. Die einzige Zahl in dem Quadrat, auf die das zutrifft, ist die 174.

Seite 116 unten

DAS GEHEIMNIS DES GREGORIUS

Gregorius hat mit einem Kumpan in Riga die Rollen getauscht, als er merkte, dass er überwacht wird. Gregorius ist also der Mann mit dem dichten Vollbart. Mit dieser Tarnung wollte er unbemerkt verschwinden.

Seite 117

PETER DER GROSSE

Das Pferd ist nicht ganz Ohr.

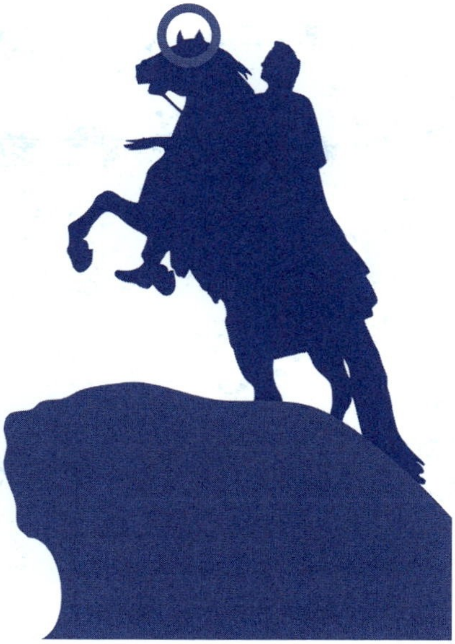

Seite 118

ABSCHIED MIT WODKA

Name	Sascha	Maxim	Roman	Konstantin
Wodka	drei	sieben	fünf	neun
Kleidung	Fellmütze	Lederstiefel	Pelzmantel	Uniform
Merkmal	große Nase	große Augen	große Hände	große Ohren

Seite 119

THE END

3	5	1	8	9	7	6	2	4
9	8	6	2	3	4	5	1	7
2	4	7	6	5	1	3	9	8
4	1	2	3	8	6	7	5	9
8	6	5	4	7	9	1	3	2
7	3	9	1	2	5	8	4	6
6	9	4	5	1	8	2	7	3
1	2	8	7	4	3	9	6	5
5	7	3	9	6	2	4	8	1

BILDNACHWEIS

stock.adobe.com: © acrogame, © airmel, © aksol, © Алексей Воробьёв, © alinart, © allakorn, © Andiz.od, © Andrey Kuzmin, © antondzyna, © asmakar, © Banauke, © berdsigns, © berna_rikur, © bioraven, © brovkoserhii, © canicula, © Danussa, © dariaustiugova, © designer_an, © DGIM studio, © dhanu3182, © dimbar76, © Domefb, © Eky Chan, © glowonconcept, © Hanns-Martin Heise, © iconsgraph, © Jan, © jenesesimre, © johan10, © kseniakr, © lineartestpilot, © lisalin_art, © magerram, © Maria.Epine, © Marina, © michalsanca, © MNaniti, © MoreVector, © muuraa, © Oleksandr Babich, © Olena, © ONYXprj, © pomah, © Qualit Design, © sergo77, © smarques27, © timoshenkoanna, © trentemollermix, © UlyssePixel, © vaseninadaria, © zhu difeng

Alle übrigen Bilder: Kirsten Hiese und freepik.com

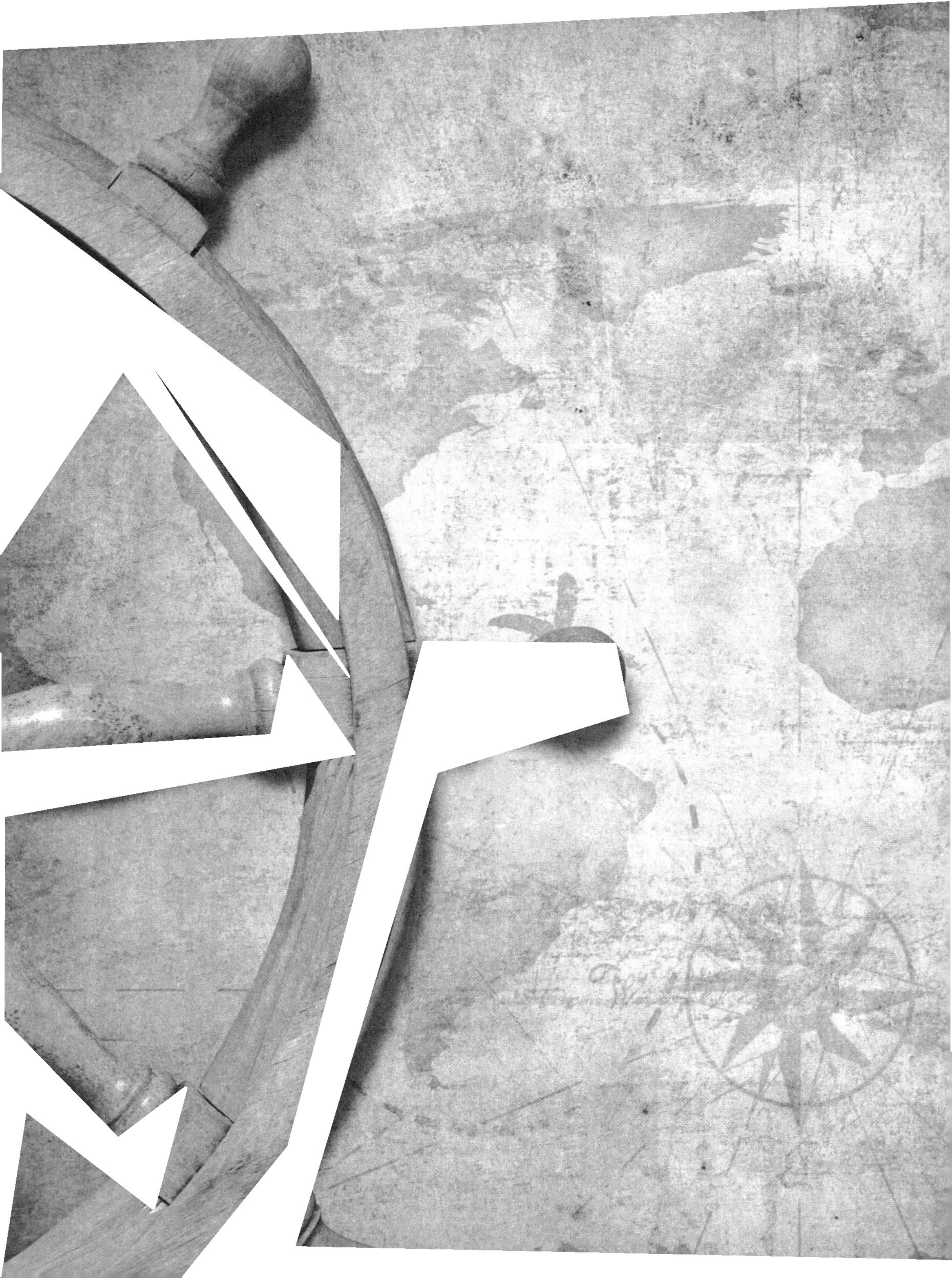